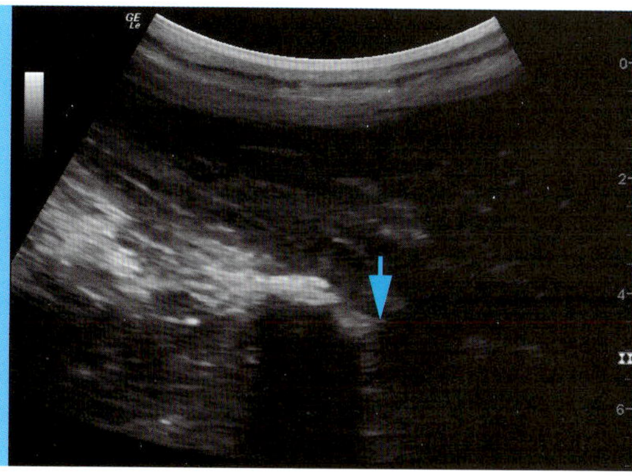

척추초음파

'초음파 유도하 신경블록법'

Atlas of Ultrasound Guided Injection for Spinal and Paravertebral Pain Management

저 자 : Toru Komatsu, Yutaka Satoh
Norimasa Seo, Kazuyoshi Hirota

역 자 : 윤 덕 미

도서출판 메디안북
Medianbooks Publication

척추초음파

초음파 유도하 신경블록법

인쇄 : 2012년 8월 25일
발행 : 2012년 9월 1일

저 자 : Toru Komatsu, Yutaka Satoh, Norimasa Seo, Kazuyoshi Hirota
역 자 : 윤 덕 미
발행인 : 김 용 덕
발행처 : 메디안 북
편 집 : 최 수 정
등 록 : 제 25100-2010-51호
주 소 : 서울시 마포구 도화동 삼창B/D 1101호
전 화 : 02-732-4981
팩 스 : 02-711-4981

ISBN : 978-89-93340-16-7 93510

정 가 : 40,000원

執筆者一覧

●● 編　集

小松　　徹	愛知医科大学病院参与
佐藤　　裕	五所川原市立西北中央病院副院長・麻酔科長
瀬尾　憲正	美術館北通り診療所院長／昭和大学医学部客員教授
廣田　和美	弘前大学大学院医学研究科麻酔科学講座教授

（五十音順）

●● 執筆者

北山　眞任	弘前大学医学部附属病院麻酔科
佐藤　　裕	五所川原市立西北中央病院麻酔科
廣田　和美	弘前大学大学院医学研究科麻酔科学
柴田　康之	名古屋大学医学部附属病院麻酔科
林　　英明	独立行政法人労働者健康福祉機構 関西労災病院麻酔科
中川　美里	三鷹痛みのクリニック
藤原　祥裕	愛知医科大学医学部麻酔科学
山内　正憲	札幌医科大学医学部麻酔科学
橋本　　篤	愛知医科大学医学部麻酔科学
土井　克史	埼玉医科大学病院麻酔科
佐倉　伸一	島根大学医学部附属病院手術部
原　かおる	松江生協病院麻酔科
中本　達夫	大阪市立住吉市民病院麻酔科
堀田　訓久	自治医科大学麻酔科学・集中治療医学
橘　　信子	札幌医科大学医学部麻酔科学
原戸美佐子	愛知医科大学医学部麻酔科学
伊藤　　洋	愛知医科大学医学部麻酔科学

（執筆順）

저자서문

부위 마취가 침해자극을 차단할 수 있는 것은 널리 알려져 있지만, 지금까지 부위 마취로는 경막외마취법이 일반적으로 이용되고, 말초신경블록은 거의 쓰이지 않았다. 그 이유는 안전성, 성공률 등에 문제가 있었기 때문이다. 1922년에 Labat는 부위 마취는 해부학적 구조를 직접 볼 수 있다면 모든 문제는 해결할 수 있다고 했다[1]. 그 후 약 1세기 동안 체표면 랜드마크를 이용하여 말초신경블록은 어두운 밤길을 더듬거리며 걷는 것처럼 힘겹게 시행되어 왔다.

2006년 <초음파 유도하 신경블록법 포켓 매뉴얼>을 출판한지 4년이 지났다[2]. 이후 초음파 유도하 신경블록은 쓰나미처럼 일본 전국으로 퍼져나갔다. 초음파는 신경을 직접 묘출함과 동시에 신경 주변 조직의 혈관, 뼈, 근육, 근막, 건을 묘출해 랜드마크로 이용하는 것이 가능하다. 즉, 초음파 영상을 통해 실시간으로 해부학적 구조를 보면서 신경블록을 하는 것이 가능해졌다는 것이다. 그러나 척주관 · 척추주위블록 등의 심부 신경블록은 초음파기기의 성능의 제약으로 대상에서 제외되었다.

최근 수 년 간 초음파 기기가 급속도로 발전하면서 심부조직의 영상묘출이 가능해졌다. 척주관 주변 블록도 초음파 유도하에 시행함으로써 안전성, 성공률의 개선을 기대할 수 있게 되었다. 통증클리닉 영역 등에서도 초음파 유도하에 척주관 · 척추주위 신경블록을 시행하게 되었다. 이와 같은 환경변화로 초음파 유도하에 척주관 · 척추주위 신경블록의 임상응용도 가능하게 되었다.

2009년 4월, 세계 최초로 홍콩에서 척주관 · 척추주위 주변의 초음파 영상에 관한 심포지엄(international symposium on spine and paravertebral sonography for anaethesia and pain medicine)이 개최되었다[3]. 이 심포지엄에 참석해, 지금까지 곤란하다고 여겨져 왔던 척주관 · 척추주위의 초음파 영상 묘출과 실시간 신경블록의 임상응용 가능성에 큰 기대를 가지게 되었다. 본 매뉴얼에서는 다루지 않았으나, 이 심포지엄에서 발표된 척추의 water phantom을 이용한 초음파 영상 시뮬레이션은 획기적이었다[4]. 이 척추

water phantom을 옆으로 놓고 척주관 · 척추주위의 초음파 영상을 공부하는데 큰 도움이 되었다.

일본으로 돌아와 <초음파 유도하 신경블록법 포켓 매뉴얼> 작업에 참가했던 멤버를 중심으로 round table meeting phase 2를 조직해, 척주관 · 척추주위 신경블록 연구를 시작했다[5]. 연구회에서 실시된 사람의 모델을 대상으로 한 초음파 영상 해부, 돼지 실험를 통한 신경블록에서 얻어진 많은 성과가 이 매뉴얼의 기초가 되었다.

본 매뉴얼이 초음파 유도하 척주관 · 척주 주위 신경블록의 표준적 수기 확립을 위한 첫걸음이 됨과 동시에 독자의 척주관 · 척주 주위 신경블록 수기 발전에도 도움이 되기를 바라는 바이다.

2010년 9월 10일

아이치의과대학 고문
Toru Komatsu

참고문헌

1) Labat G. Regional anesthesia : it's technic and clinical application. new York:WB Saunders.1922.
2) 小松 徹, 瀬尾憲正, 佐藤裕, 廣田和美, 超音波ガイド下 神経ブロック法ポケシトマニュアル. 東京:克誠堂出版;2006
3) International symposium on spine and pravertebral sonography for anesthesia and pain medicine 2009. Hong Kong. 9-11, Aprill 2009.
4) Kamakar MK Ultrasound for central neuraxial blocks,Tech Reg Anesth pain Manage 2009;13:161-17.
5) Round table meeting phase2, kick off meeting. 東京. 2009年 5月 30日.

역자서문

최근 급격한 노령화로 인하여 예전에는 흔하지 않았던 여러 질환들을 흔히 접하게 되었고 의료기술의 발전으로 인한 진단검사 장비의 도움으로 보다 정확하고 적극적인 치료를 할 수 있게 되었으며, 특히 초음파검사도 여러 진료 과의 의료현장에서 필수적인 장비가 되었으며 근골격계 초음파검사는 흔히 시행되게 되었다. 이런 필요에 의해 근골격계 초음파검사는 여러 과에서 학회 및 세미나를 통해 많은 발전을 하고 있으며 최근 몇 년 동안 근골격계 초음파에 관련된 원서 및 한글서적이 봇물처럼 쏟아져 나왔으며 계속해서 새로운 책들이 출간되고 있다. 하지만 척추질환 및 척추주위 질환에 대한 초음파 책은 늘 아쉬움을 느끼고 있었는데 금번에 출간된 "초음파 유도하 척추 및 척추주위 신경블록법" 책을 구입해서 유용하게 보던 차에, 쉽고 정리가 잘되어 있는 이 책을 보다 접근성이 쉬운 한글로 번역하게 되었다. 용어의 선택에 있어 어려움이 많았지만 흔히 쓰는 용어위주로 번역하였으며 영어로 병기해서 표기하였으나 일부 부족한 점은 양해를 구하고자 한다. 아무리 좋은 책이라도 독자가 이해하고 숙지하여 본인의 지식으로 만드는 것이 중요하다. 아무쪼록 이 책이 초음파를 이용하여 척추 및 척추주위 신경블록을 시술하는 모든 분들에게 유용한 길잡이가 되길 기대하며 수고해주신 출판사 관계자에게 감사를 드린다.

2012년 무지 더웠던 8월초

윤 덕 미
(연세대학교 세브란스병원 마취통증의학과 교수)

목차

I 척추와 척추주위의 초음파 해부
Spine and paravertebral Sonoanatomy

II 각 론

2. 흉추(thoracic vertebra)와 흉추주위영역 / 81

3. 요추(lumbar vertebra)와 요추주위영역 / 109

4. 천골(sacrum)과 천골주위영역 / 143

5. 소아 / 175

I
척추와 척추주위의 초음파 해부
Spine and paravertebral Sonoanatomy

[시작하며]

뼈 조직은 주변 조직과 임피던스(impedance)의 차가 크므로, 뼈의 표면에서 초음파가 크게 반사되어 표면이 고감도로 묘출된다. 하지만 그보다 깊은 곳에서는 음향음영(acoustic shadow) (저에코성의 검은 상)이 되기 때문에 영상 묘출에 필요한 반사는 얻을 수 없다[그림 1]. 따라서 척추 주변의 초음파 영상 묘출로는 좁은 뼈조직의 틈을 통해서 척주관 안 등의 내부구조를 관찰할 수 있지만[그림 2], 골화(ossification)나 변형이 심한 척추에서는 어려울 때도 있다. 특히 실시간으로 천자를 탐색하는 수기는 탐색자의 위치와 차단침의 각도를 자유롭게 조절하기 어렵기 때문에 통상의 초음파 유도 하의 시술에 비해 고도의 기술을 필요로 한다.

척추 · 척추주위의 신경블록 초음파 영상을 얻기 위한 포인트는 아래와 같다<표 1>.

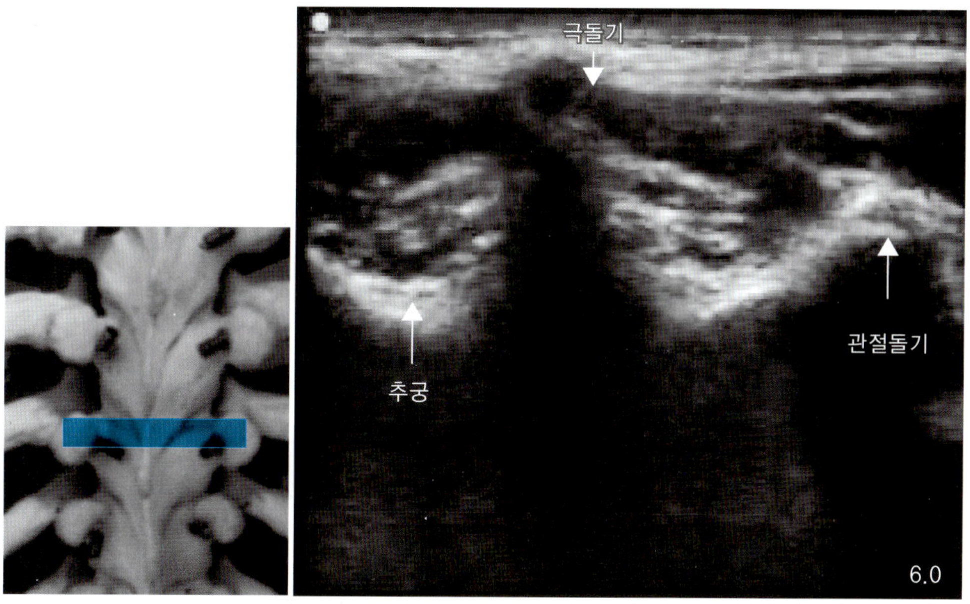

[그림 1] 흉추(thoracic vertebra) 수평면(성인)

구조가 기와지붕 모양인 추궁(arch of vertebra)과 극돌기(spinous process)에 가로막혀 뼈 표면밖에 보이지 않는다.

극돌기(spinous process) • 추궁(arch of vertebra) • 관절돌기(articular process)

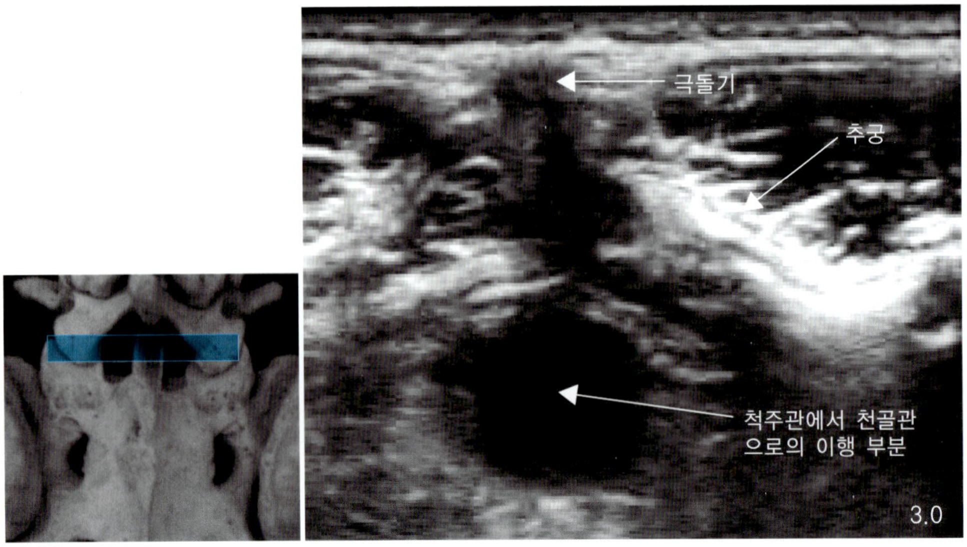

[그림 2] 천추 요추(lumbosacral area) 수평단면(소아)

척주관 안의 상태를 관찰할 수 있다.

<표 1> 척추의 초음파 영상에서 감별이 필요한 뼈 랜드마크(bone landmark)

탐색자 위치		뼈 랜드마크	신경블록법
경 추	전 방	횡돌기(전결절, 후결절) 상관절돌기, 하관절돌기	성상신경절블록 천 · 심경신경총블록 신경근블록 등
	후 방	추궁판, 극돌기, 횡돌기	대후두신경블록 경막외블록
흉 추	후 방	극돌기, 관절돌기, 횡돌기, 늑골	흉부주위 척추신경블록 경막외블록
	후측방	추체 옆면	
요 추	후 방	극돌기, 관절돌기, 횡돌기, 추간관절	경막외블록, 대요근구블록
천 추	후 방	정중천골능, 중간천골능, 후천골공 외측천골능, 천골각, 천장관절구	천골공블록, 천골경막외블록 천장관절블록
	측 방	장골능, 좌골극, 대좌골절흔 등	좌골신경블록(방천골 접근법)

극돌기(spinous process) • 추궁(arch of vertebra) • 척주관(spinal canal) • 천골관(sacral canal) • 경추(cervical vertebra) • 횡돌기(transverse process) • 전결절(anterior tubercle) • 후결절(tubercel dorsale) • 상관절돌기(superior articular process) • 하관절돌기(Inferior articular process) • 성상신경절블록(stellate ganglion block) • 신경근블록(root block) • 추궁판(lamina of vertebral arch) • 대후두신경블록(greater occipital nerve block) • 경막외블록(epidural block) • 흉추(thoracic vertebra) • 관절돌기(articular process) • 늑골(rib) • 흉부척추주위신경블록(thoracic paravertebral somatic nerve block) • 추체(vertebral body) • 요추(lumbar vertebra) • 추간관절(zygapophysial joint) • 천추(sacral vertebra) • 정중천골능(median sacral crest) • 중간천골능(intermediate crest) • 후천골공(postenor sacral foramina) • 외측천골능(lateral sacral crest) • 천골각(sacral cornu) • 천골공블록(transsacral foramen block) • 천장관절블록(sacroiliac joint block) • 장골능(iliac crest) • 좌골극(ischial spine) • 대좌골절흔(greater sciatic notch) • 좌골신경블록(sciatic nerve block)

1 뼈 표면의 구조가 랜드마크

고에코성으로 묘출된 뼈조직의 구조는 피부 표면에 닿는 위치에 비해 정확한 랜드마크를 영상에서 얻을 수가 있다(=Bony Landmark). 예를 들어 천골(sacrum) 뒷면(정중천골능, 중간천골능)은 연속되는 고에코상을 나타내기 때문에 인접한 L5의 극돌기를 쉽게 확인할 수 있다. 탐색자를 머리쪽으로 더 이동시켜 순서대로 극돌기(spinous process) 를 확인함으로써, 경막외 천자나 척추 천자의 위치를 정확하게 확인 할 수 있다[1)~2)].

2 천자 접근법(approach)을 전제로 해서 뼈 구조의 window부터 묘출

뼈 조직에 차폐된(shielding) 목표를 관찰 · 천자하기 위해서 뼈 표면의 음향음영이 끊어진 뼈 구조의 window를 찾는 것이 중요하다. 척주관 내부는 극간 또는 추궁(arch of vertebra)의 틈새에서 탐색자의 방향과 기울기를 조절하고, 등쪽 · 배쪽의 경막과 황색인대(ligamentum flavum)까지의 거리를 측정하고[3)], 또 척수, 말총(cauda equina) 등도 관찰할 수 있다[4~5)].

실시간으로 천자할 경우에는 목표구조(신경 등)의 영상을 보며 차단침의 천자 방향과 각도를 고려해서 천자 계획을 정한다. Murata(紫田) 등이 보고한 흉부주위척추블록[6)] 처럼, 초음파 유도 하에서는 천자의 방향이나 각도가 종래법과 크게 다를 때가 있다. 더욱이 뼈 조직의 틈새에서는 탐색자의 조절 범위가 충분하지 않기 때문에 고도의 기술을 필요로 한다.

3 옆에는 척추모형, 머릿속에는 3차원 구조

초음파 영상으로는 뼈 표면에서 종래의 뼈 구조를 떠올리는 것은 쉽지 않다<예 : 요추(lumbar vertebra) 시상단의 초음파상>.

대부분은 해부학 책이나 CT, MRI의 영상책에서 쉽게 눈에 띄지 않는 단면상이기 때문에, 오리엔테이션을 바르게 유지하기 위해서는 척추표본모형과 탐색자의 방향을 비교해가며 3차원 구조를 구축한다. 척추 구조의 특징적인 초음파 영상을 이해하고, 척추표본모형을 물속에 넣고 초음파 영상을 묘출하는 water phantom을 통한 훈련이 유용할 것이다.

1. 경추(cervical vertebra) 초음파 영상의 기초

경추 영역은 목표로 하는 신경이나 근육층이 뼈 주변에 있어 앞쪽이나 뒤쪽에서 접근할 수 있기 때문에 음향음영으로 차폐되는(shielding) 부분이 적다. 또 피부 표면으로부터 5cm 이내의 얕은층에 있어, 12－15MHz의 선형 탐색자(linear probe)로 양호한 해상도를 얻을 수 있다.

1 앞 · 옆쪽에서의 접근법 [그림 3]

❖ 목표로 하는 뼈 랜드마크 : C4－7경추횡돌기, 전 · 후결절(anterior · posterior tubercle)

❖ 감별이 필요한 조직

신 경 : C4－7신경근, 미주신경(vagus nerve), 횡격막신경(phrenic nerve)

근 육 : 흉쇄유돌근(sternocleidomastoid muscle), 전사각근(anterior scalen muscle), 두장근(longus capitis muscle), 경장근(longus colli muscle)

혈 관 : 총경동맥(common carotid artery), 추골동맥(vertebral artery), 내경정맥(internal jugular vein), 외경정맥(external jugular vein)

그 외 : 기관연골(tracheal ring), 갑상선 등

❖ 적 응 : 성상신경절블록(stellate ganglion block), 천경신경총블록, 심경신경총블록, 신경근블록(root block)

2 뒤쪽에서의 접근법 [그림 4]

❖ 목표로 하는 뼈 랜드마크 : C1－7 경추극돌기, 추궁판(lamina of vertebral arch), 후결절(posterior tubecle)

❖ 감별이 필요한 조직

신 경 : 대후두신경(greater occipital nerve), 제 3후두신경(third occipital nerve)

근조직 : 승모근(trapezius muscle), 두판상근(splenius capitis muscle), 두반극근(semispinalis capitis muscle), 상두경사근(obliquus capitis superior muscle), 하두사근(obliquus capitis inferior muscle), 대후두직근(rectus capitis posterior major muscle), 소후두직근(rectus capitis posterior minor muscle), 반극근(semispinalis muscle), 다열근(multifidus muscle), 경부회선근(rotatores cervicis muscle)

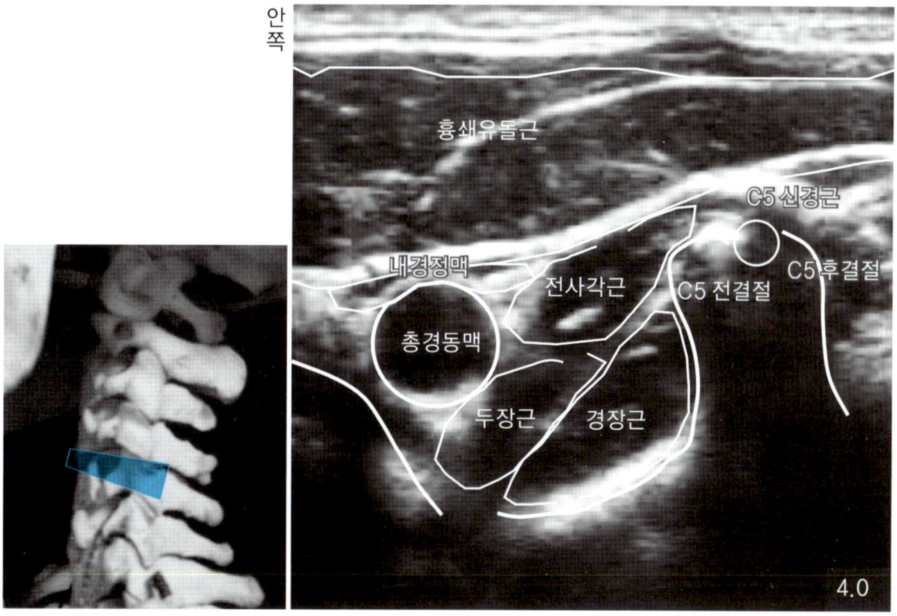

[그림 3] C5 부위에서 경추(cervical vertebra)를 앞 · 옆쪽에서 스캔한 초음파 영상

전결절, 후결절의 사이에서부터 C5신경근이 척수 밖으로 주행

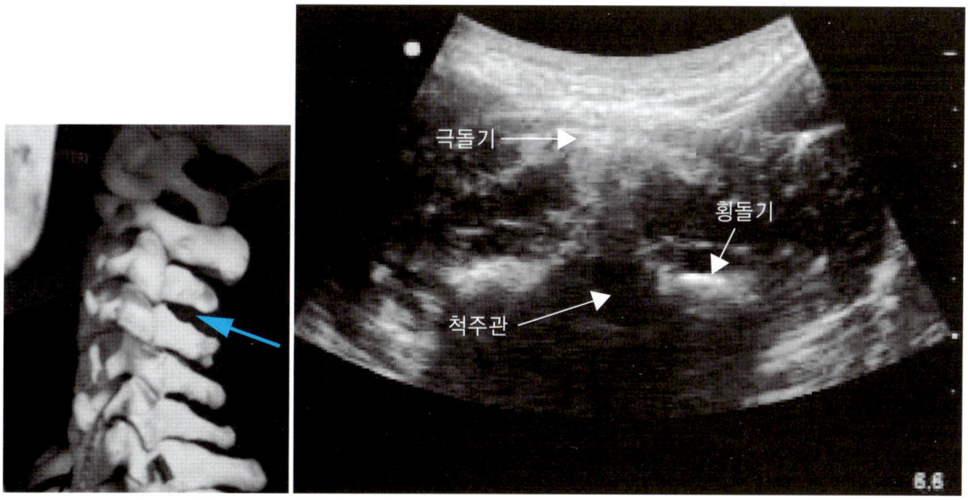

[그림 4] C2/3 부위의 뒤쪽으로부터 수평단면(화살표 방향)

왼쪽 그림의 ➡ 는 탐색자의 방향

흉쇄유돌근(sternocleidomastoid muscle) • 내경정맥(internal jugular vein) • 전사각근(ant. scalene muscle) • 전결절(ant. tubercle anterius) • 후결절(posterior tubercle dorsale) • 총경동맥(common carotid artery) • 두장근(longus capitis muscle) • 경장근(longus colli muscle) • 극돌기(spinous process) • 횡돌기(transverse process) • 척주관(spinal canal)

혈　관 : 추골동맥

❖ 적　응 : 경부경막외블록, 추간관절블록(zygapophysial jont block), 대후두신경블록(greater occipital nerve block), 제 3후두신경블록

2. 흉추(thoracic vertebra) 초음파 영상의 기초

흉추(thoracic vertebra)의 상위흉추에서는 극돌기(spinous process)의 경사가 급격하고, 극간도 좁기 때문에 초음파를 척주관 안으로 투과하는 window는 극히 좁다[그림 1]. 따라서 흉부경막외 천자를 초음파 유도 하로 하는 것은 곤란하고, 현 시점에서는 ① 극돌기간 확인, ② 천자부위 결정, ③ 경막까지의 거리, 천자 각도를 추정하는데 유용하다고 판단된다[7]. 한편, 척추주위의 관찰은 횡돌기(transverse process) 또는 늑골(rib)사이의 비교적 넓은 window를 통해 가능하다. 체격이 좋은 환자의 척주관 안을 관찰할 때는 2–5MHz의 곡선형 탐색자(convex probe)가 필요할 때도 있지만, 대부분은 직선형 탐색자(linear probe)로 대응할 수 있다.

1 흉추(thoracic vertebra) 후방 접근법 [그림 5, 6]

- 목표로 하는 뼈 랜드마크 : 극돌기(spinous process), 추궁(arch of vertebra), 횡돌기(transverse process), 추체
- 감별이 필요한 조직
  신　경 : 등쪽경막, 배쪽경막, 척수(소아라면 확인할 수도 있다.)
  근　육 : 척주기립근(erector spinae muscle)
  혈　관 : 척주관 안의 혈류
  그　외 : 황색인대(ligamentum flavum) 등
- 적응 : 흉부경막외블록

2 흉부 척추로의 접근법 [그림 7, 9]

- 목표로 하는 뼈 랜드마크 : 추궁(arch of vertebra), 횡돌기(transverse process), 늑골(rib), 추체 옆면
- 감별이 필요한 조직
  근　육 : 늑간근군(외늑간근, 내늑간근, 최내늑간근의 일부 또는 복합체)
  혈　관 : 늑간동정맥
  그　외 : 벽 · 장측흉막(parietal, visceral pleura), 폐, 상늑횡돌인대(superior costotransversarium ligament), 내늑간막(internal intercostal membrane) 등
- 적　응 : 흉부척추주위 신경블록(paravertebral thoracic somatic nerve block), 늑간신경블록

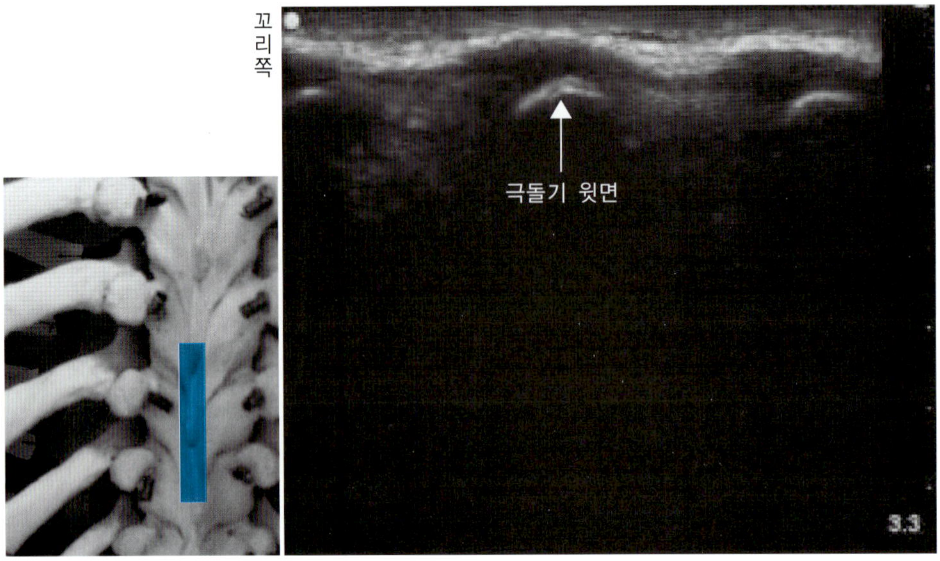

[그림 5] 극돌기(spinous process) 뒤쪽영상(성인 남성)

극간에서 척주관 안은 파악하기 어렵다.

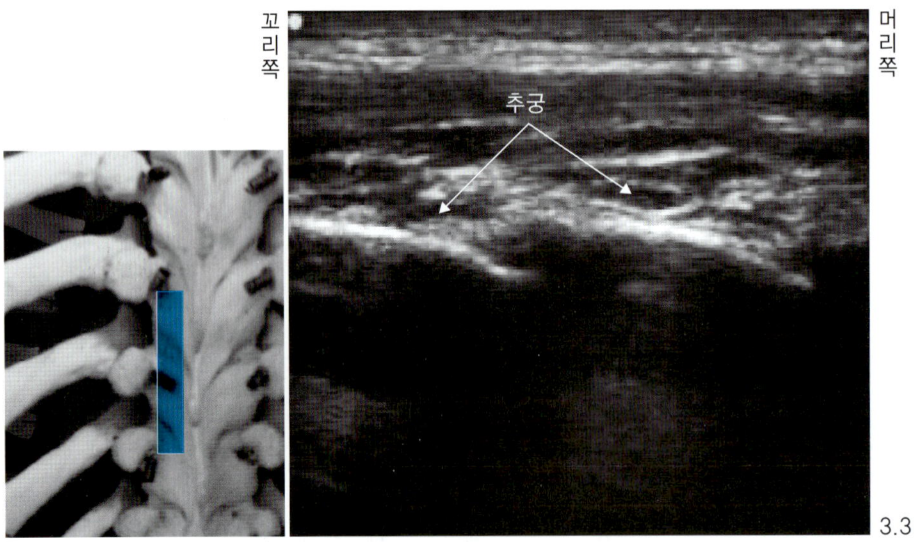

[그림 6] 그림 5의 탐색자를 옆쪽으로 평행이동 시켰을 때의 추궁(arch of vertebra)의 표면상

구조가 기와지붕처럼 생긴 것을 알 수 있다. 추궁(arch of vertebra)의 틈새에 맞추어 탐색자를 머리쪽으로 기울여야 겨우 경막을 관찰할 수 있다.

극돌기(spinous process) • 추궁(arch of vertebra)

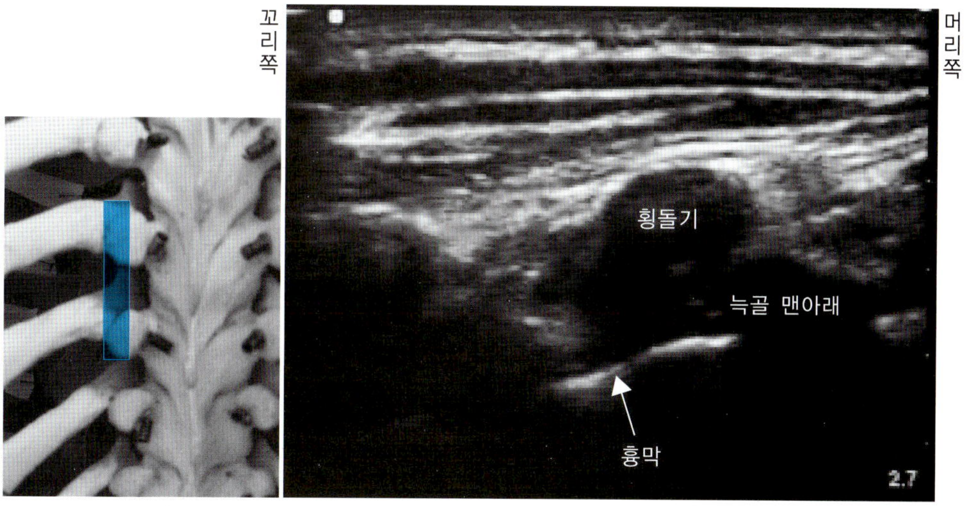

[그림 7] 흉추늑횡관절(costotransverse joint)의 시상단면

그림 6의 탐색자 위치에서 더욱 바깥쪽으로 평행이동 해서 횡돌기(transverse process)와 늑골(rib)의 접합 부분을 확인. 늑골(rib)의 깊은 곳에 흉막(벽측흉막과 장측흉막 : 고에코성)이 묘출되고, 횡격막의 수축에 따라 움직인다(lung sliding sign).

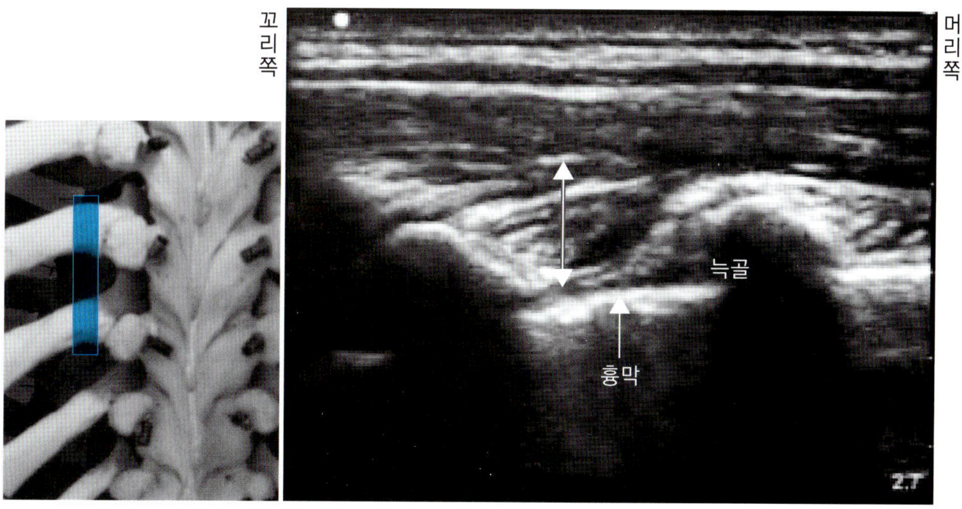

[그림 8] 그림 7의 탐색자를 더욱 바깥쪽으로 옮겼을때 늑골(rib)의 시상단면

앞뒤의 늑골 (rib) 사이에 있는 늑간근군(⟺)을 확인할 수 있다.

횡돌기(transverse process) • 늑골(rib) • 흉막 (pleura)

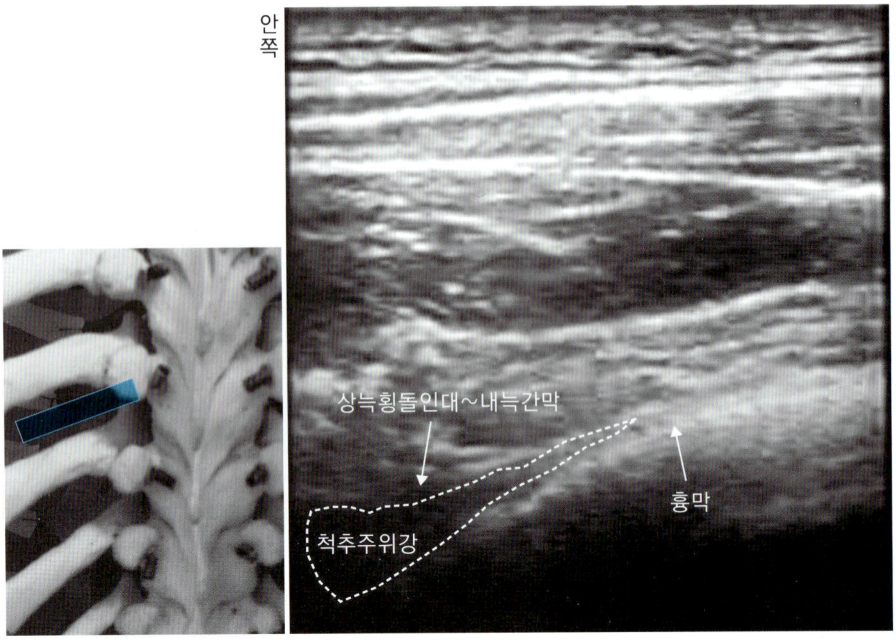

[그림 9] 그림 8의 탐색자를 늑골(rib)의 주행에 따라 수평으로 더 돌렸을 때의 척추주위 수평단면

머리와 꼬리쪽으로 미세하게 조정하고, 늑골(rib) 음영이 소실되는 위치에서 척추주위공간[안쪽 : 추체 옆면, 뒤쪽 : 상늑횡돌인대~내늑간막, 앞쪽 : 벽측흉막(오른쪽 그림의 하얀 점선 부분)]을 묘출

상늑횡돌인대(superius costotransverse ligament) • 내늑간막(Internal intercostal membrane)

3. 요추(lumbar vertebra) 초음파 영상의 기초

흉추(thoracic vertebra)에 비해 요추의 극돌기(spinous process)는 기립각이 거의 수직에 가깝고 극간이 넓다. 따라서 극간 접근법으로 초음파는 척주관 안으로 곧장 투과해 황색인대(ligamentum flavum), 경막까지의 거리, 방향, 혈류의 확인도 가능하다[8]. 또 천골(sacrum)에서 머리쪽으로 탐색자를 옮겨 간단하게 정확한 극간을 확인한다[그림 10]. 요추에서는 일반적으로 깊숙이 전달되는 곡선형 탐색자(2－5MHz)를 사용한다.

1 요추로의 접근법 [그림 11~13]

- 목표로 하는 뼈 랜드마크 : 극돌기(spinous process), 추궁(arch of vertebra), 상 · 하관절돌기, 횡돌기(transverse process), 천골(sacrum) 뒷면
- 감별이 필요한 조직

  신　경 : 등쪽경막, 배쪽경막, 척수, 말총신경, 요부신경근

  근　육 : 척주기립근군 등

  혈　관 : 척주관 안의 혈류

  그　외 : 황색인대(ligamentum flavum)
- 적　응 : 요부경막외블록, 요추추간관절블록

2 요추주위의 접근법 [그림 14]

- 목표로 하는 뼈 랜드마크 : 요추추궁, 횡돌기(transverse process), 추체 옆면
- 감별이 필요한 조직

  신　경 : 요신경총(lumbar plexus)

  근　육 : 척주기립근(erector spinae muscle), 요방형근(quadratus lumborum muscle), 대요근(psoas major muscle) 등

  그　외 : 신장, 하대정맥(inferior vena cava)
- 적　응 : 대요근구블록(psoas compartment), 요부신경근블록[9]

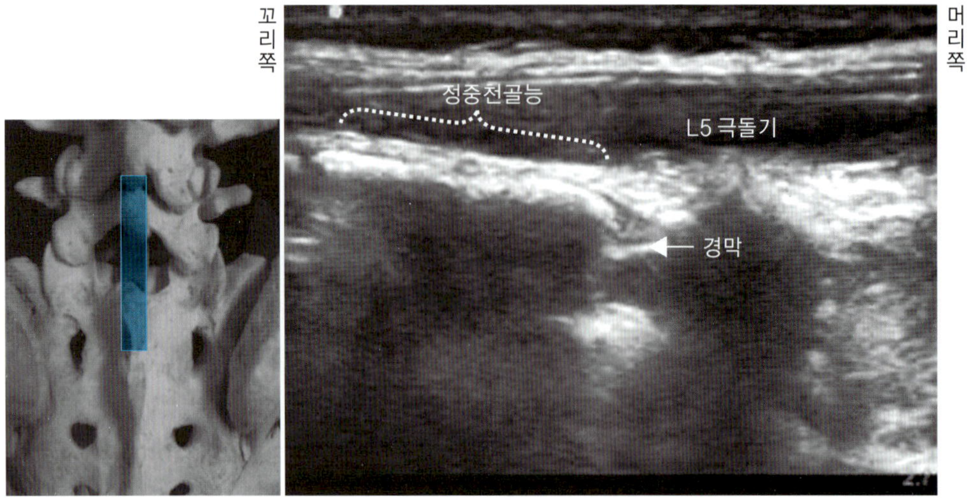

[그림 10] 요추에서 천추로 이행하는 부위의(lumbosacral) 시상단면

정중천골능(median sacral crest) 또는 중간천골능(intermediate crest)의 시상 방향을 스캔함으로 연속되는 천골뒷면과 연속되지 않는 요추추궁을 구별할 수 있다. 요추의 레벨을 정확하게 확인함.

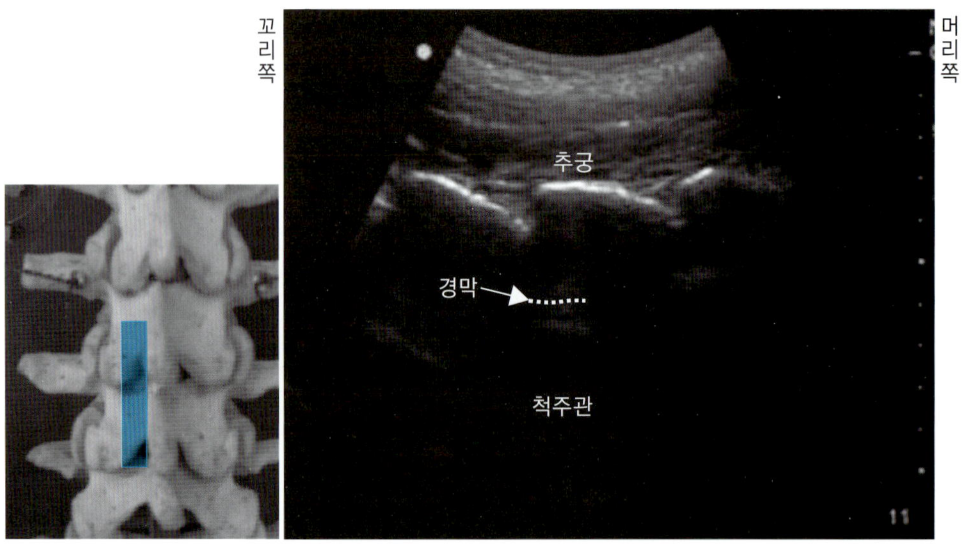

[그림 11] 요추추궁의 시상단면(성인 남성)

요추(lumbar vertebra)를 시상 방향, 척주관 중심을 향해서 스캔하면 추궁(arch of vertebra)의 틈새로부터 등쪽 경막이나 뇌척수액의 박동을 관찰할 수 있다(hoarse head sign).

정중천골능(median sacral crest) • 극돌기(spinous process) • 추궁(arch of vertebra) • 경막(dura mater)

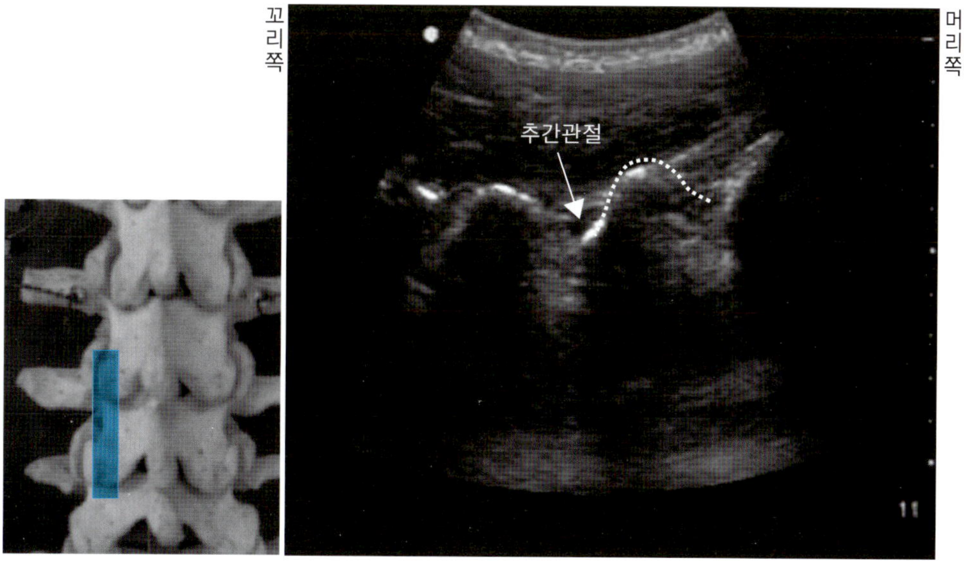

[그림 12] 그림 11의 탐색자를 바깥쪽으로 평행이동 시켰을 때의 추간관절 시상단면

앞뒤의 추궁(arch of vertebra)에서 상하요추의 관절쪽으로 이동한다(camel hump sign).

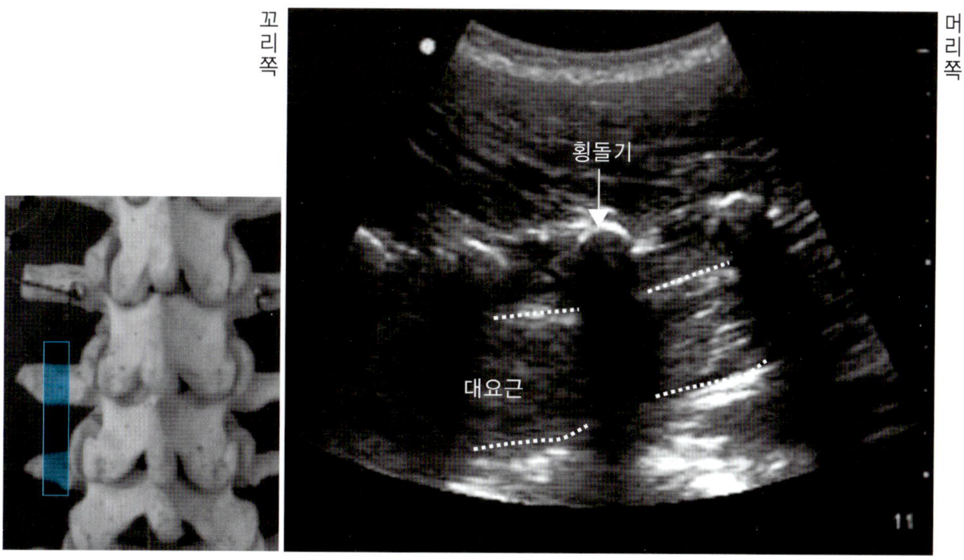

[그림 13] 요추횡돌기의 시상단면

그림 12에서 더욱 바깥쪽으로 이동하면 횡돌기(transverse process)가 나타나고, 배쪽에 대요근(psoas major muscle)의 장축상(근섬유)를 확인할 수 있다.

추간관절(zygapophysial joint) • 횡돌기(transverse process) • 대요근(psoas major muscle)

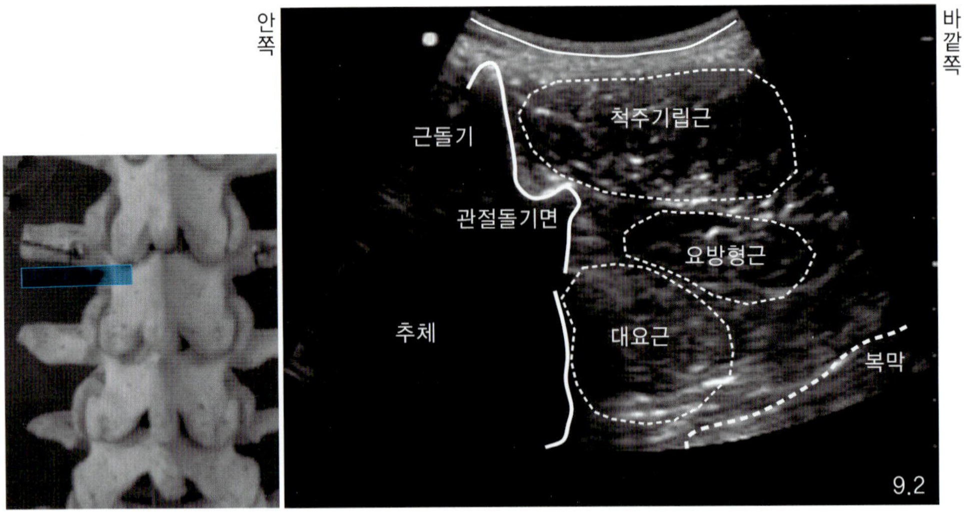

[그림 14] 요추횡돌기간의 수평단면

L1/2 또는 L2/3의 위치에서 탐색자를 횡돌기(transverse process)에 평행하게 돌린다(약 90°). 머리와 꼬리쪽으로 미세하게 조정해서 횡돌기(transverse process)가 소실되는 위치에서 대요근(psoas major muscle), 요방형근의 단축상을 묘출. 배쪽에는 신장 등 중요한 장기가 있다.

척주기립근(erector spinae muscle) • 요방형근(quadratus lumborum muscle) • 대요근(psoas major muscle) • 복막(peritoneum) • 근돌기(coronoid process) • 추체(vertebral body)

4. 천골(sacrum)과 천골 주위 초음파 영상의 기초

천골(sacrum)은 등쪽에 특징적인 뼈 구조(정중천골능, 후천골공, 천골열공 등)가 있고, 피부 표면으로부터 거리가 가깝기 때문에 초음파 영상을 평가하는 것은 비교적 쉽다. 또 양쪽에 있는 후천골공(dorsal sacral foramina)이나 천골열공(sacral hiatus)에서 천골관(sacral canal) 안의 상태를 파악할 수 있기 때문에, 천골경막외블록 시에는 실시간 천자와 약물 주입을 확인하는것이 가능하다[10]. 천골(sacrum) 뒷면은 직선형 탐색자(12－15MHz), 곡선형 탐색자(Convex probe) (2－5MHz) 어떤 것도 사용할 수 있지만, 소아의 천미인대(천골블록)는 하키스틱형 선형 탐색자(linear probe)를 사용하는 것이 편하다.

1 천골후방에서의 접근법 [그림 15~17]

❖ 목표로 하는 뼈 랜드마크 : 정중천골능(median sacral crest), 중간천골능(intermediate crest), 외측천골능(lateral sacral crest), 천골각, 후천골공, 꼬리뼈

❖ 감별이 필요한 조직

신　경 : 말총신경, 천골경막외강, 경막

그　외 : 천미인대(sacrococcygeal ligament), 천장인대(sacroiliac ligaments) (전 · 골간 · 후)

❖ 적　응 : 천골경막외 블록, 후 천골공 블록, 천장관절 블록

2 천골 주위에서의 접근법 [그림 18]

❖ 목표로 하는 뼈 랜드마크 : 좌골결절(ischial tuberosity), 대전자, 좌골극(ischial spine), 상 · 하장골극(superior inferior iliac spine), 하후장골극(posterior inferior iliac spine), 대좌골 절흔(greater sciatic notch)

❖ 감별이 필요한 조직

신　경 : 좌골신경

근　육 : 이상근(piriform muscle), 대둔근(gluteus maximus), 내폐쇄근(internal obturator muscle), 상 · 하쌍자근(superior inferior gamellus muscle)

혈　관 : 상둔동맥(superior gluteal artery), 하둔동맥(inferior gluteal artery)

그　외 : 천극인대(sacrospinale ligament), 천결절인대(sacrotuberous ligament)

❖ 적　응 : 천골주위 접근에 의한 좌골신경블록(sciatic nerve block)

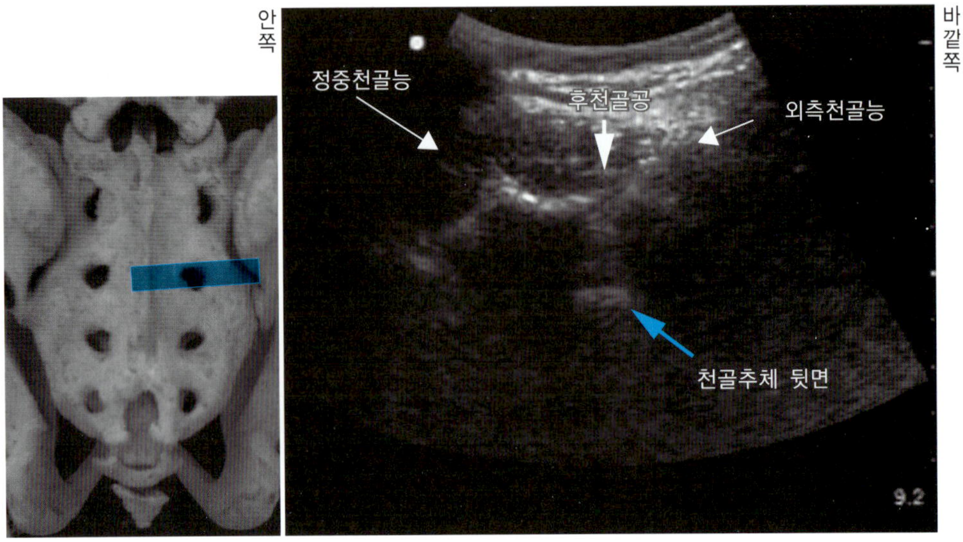

[그림 15] 천골(sacrum) 뒷면의 수평단면

정중천골능(median sacral crest)과 외측천골능(lateral sacral crest)의 음영 사이에 고에코성의 골막 표면이 없는 부분(오른쪽 그림 ⇨)이 후천골공(dorsal sacral foramina)이고, 양쪽에 4쌍이 존재한다. 배쪽에는 천골관(sacral canal)과 천골추체(오른쪽 그림 ➡)가 확인된다.

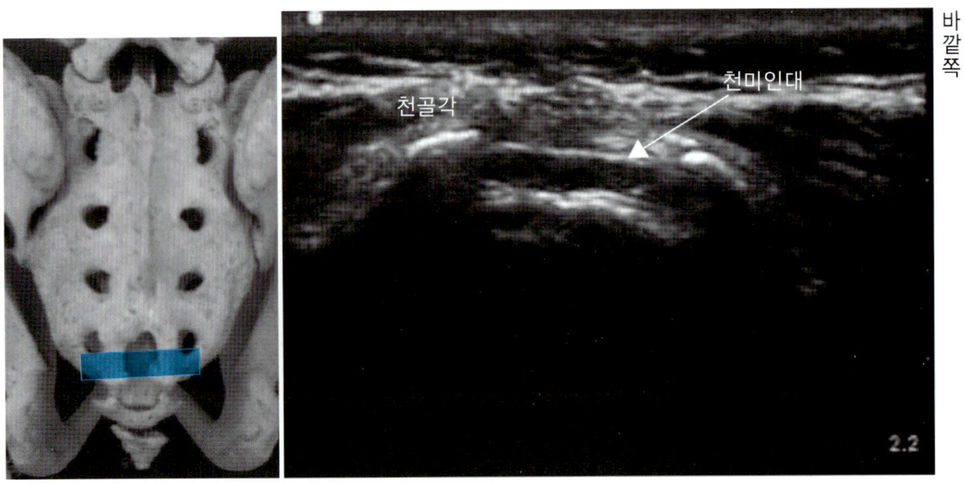

[그림 16] 천미부(sacrococcygeal region) 수평단면

정중천골능(median sacral crest)을 중심으로 수평단면에서 꼬리쪽으로 옮겨가며 스캔하면, 천골능이 끊어져 천골미골인대로 이동한다. 양쪽에 거의 대칭한 천골각과 천미인대, 배쪽의 천골추체부에 둘러싸인 부분이 천골경막외강이다.

정중천골능(median sacral crest) • 외측천골능(lateral sacral crest) • 후천골공(dorsal sacral foramina) • 천골각(sacral cornu)

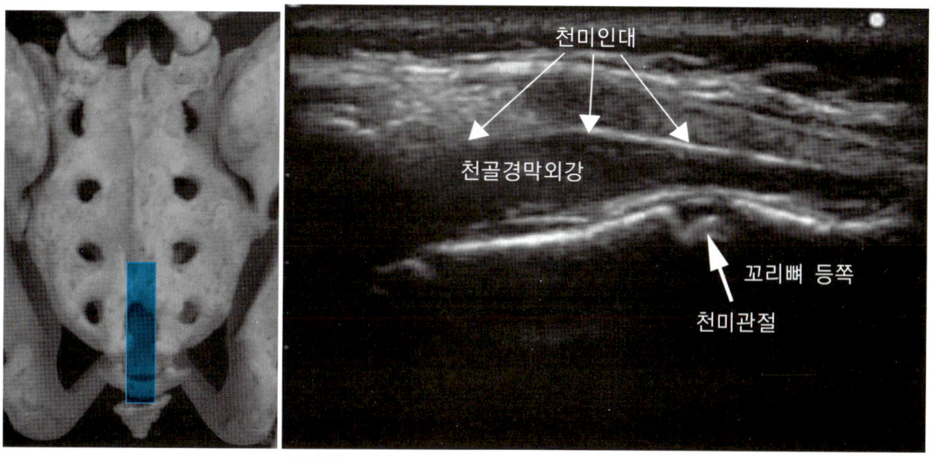

[그림 17] 천미부(sacrococcygeal region) 시상단면

그림 16의 위치에서 시상단에 천골관(sacral canal) 안을 스캔한다. 천골열공(sacral hiatus)의 위쪽에서 꼬리뼈로 이어지는 천미인대를 묘출할 수 있다. 실시간 천자와 약물 주입을 할 수 있다.

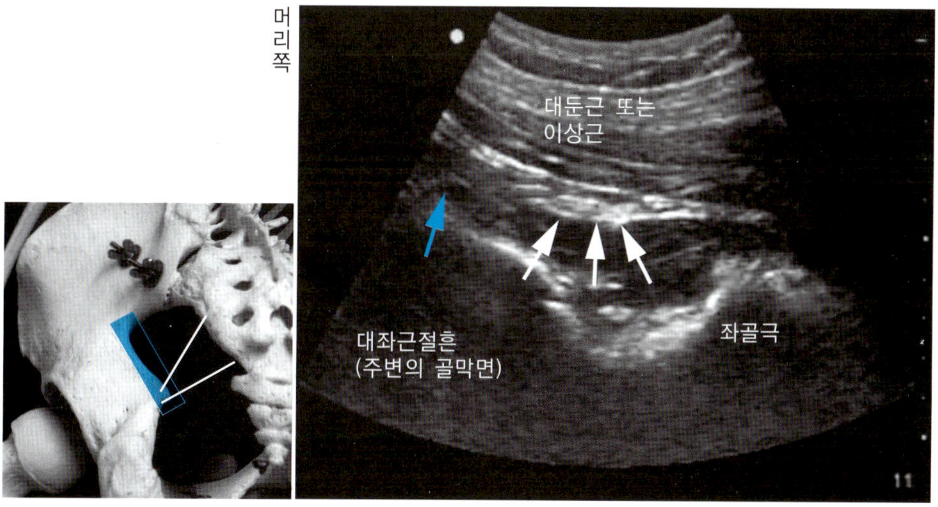

[그림 18] 대좌골절흔(greater sciatic notch)과 천극인대(sacrospinal ligament)에 둘러싸인 대좌골공(greater sciatic foramen)에서 골반 밖으로 나온 좌골신경의 단축상

천극인대(sacrospinale ligament) : 천골외연과 좌골극을 시작과 끝으로 하는 인대(왼쪽 그림 하얀 선 부분). 좌골극과 하후장골극 사이의 대좌골절흔(greater sciatic notch) 위로 이상근 단축상의 깊은 부분으로 확인할 수 있다(오른쪽 그림 ⇨). 머리쪽으로 상둔동맥(superior gluteal artery)의 박동(오른쪽 그림 ➡)을 본다.

천미인대(sacrococcygeal ligament) • 천미관절(sacrococcygeal joint) • 이상근(piriform muscle) • 좌골극(ischial spine)

참고문헌

1) Witty R.Moore M.Macarthur A.Identification of the Lumbar interspinous spaces: palpation versus ultrasound. Analg 2008;106:538-40.

2) Schlotterbeck H,Schaeffer R,Dow WA,et al. Ultrasound control of the puncture level for lumbar neuraxial block in obstetric anesthesia. Br Anesthesia 2008;100:230-4.

3) Kil HK,Cho JE,Kim WO, et al. prepuncture ultrasound-measured distance:an acuete reflection of epidural depth in infants and small child children. Reg Anesthesia Pain Med 2007;32:102-6.

4) Grau T.Leipoid RW, Martin E, et. al. Ultrasound control for presumed difficult epidral puncture Acta Anesthesia Scand 2001;45:766-71.

5) Grau T,Leipoid RW, Conradi R,et al. Efificacy of Ultrasound imaging in obstetric epidral Anethesia. Clinical Anesthesia 2002;14:165-75.

6) Shibata Y, Nishiwaki K. Ultrasound-guided intercostal approach to thoracic paraventebral block. Anesthesia Pain Med 2002;109:996-7.

7) Grau T, Leipold RW, Delorme S, et al. Ultrasound imaging thoracic epidral space. Reg Anesthesia Pain Med 2002;27:200-6.8.

8) Grau T, Leipold RW, Horter J, et al. Colour Doppler imaging of the interspinous and epidural space. Eur J Anesthesol 2001;18:706-12.

9) Sato M, Simuzu S, Kadota R, et al. Ultrasound and nerve stimulation-guide L5 nerve root block Spine 2009;15;34:2669-73.

10) Chen CP, Tang SF, Hsu TC, et al. Ultrasound guidence in caudal epidural needle placement. Anesthesiology 2004;101:181-4

Ⅱ

각 론

1. 경추(cervical vertebra)와 경추주위영역
2. 흉추(thoracic vertebra)와 흉추주위영역
3. 요추(lumbar vertebra)와 요추주위영역
4. 천골(sacrum)과 천골주위영역
5. 소아

1 경추(cervical vertebra)와 경추주위영역

1 성상신경절블록(stellate ganglion block)

해부 [그림 1]

- 성상신경절은 제 1늑골(rib)의 기부에 있고, C6레벨에는 존재하지 않는다. C6레벨에는 경부교감신경간이 상행하고 있다.
- 경부교감신경간은 심경근막보다 뒤쪽, 경장근(longus colli muscle)의 앞쪽에서 두개저(skull base)를 향해 상행한다[1].
- 반회신경은 심경근막보다 앞쪽, 기관과 식도 사이를 주행한다.
- 경신경근은 심경근막보다 뒤쪽에서 횡돌기전결절보다 바깥쪽에 위치한다.
- 미주신경(vagus nerve)은 심경근막보다 앞쪽에서 경동맥초(carotid sheath) 안을 하행한다.
- 경신경총(C2－4)은 천경신경총과 심경신경총 사이에 존재한다.

적응

- 두경부, 상지(upper limb), 상흉부의 통증 : 대상포진, 대상포진후신경통, CRPS type1 또는 2, 암성통증, 편타손상(whiplash injury) (갑작스런 자동차 추돌 등의 강한 충격으로 경부에 입는 장애), 비정형안면통
- 상지(upper limb)의 말초동맥질환
- 그 외 : 다한증(손바닥), 협심증

체위

앙와위 상태로 가볍게 입을 벌리게 한다.

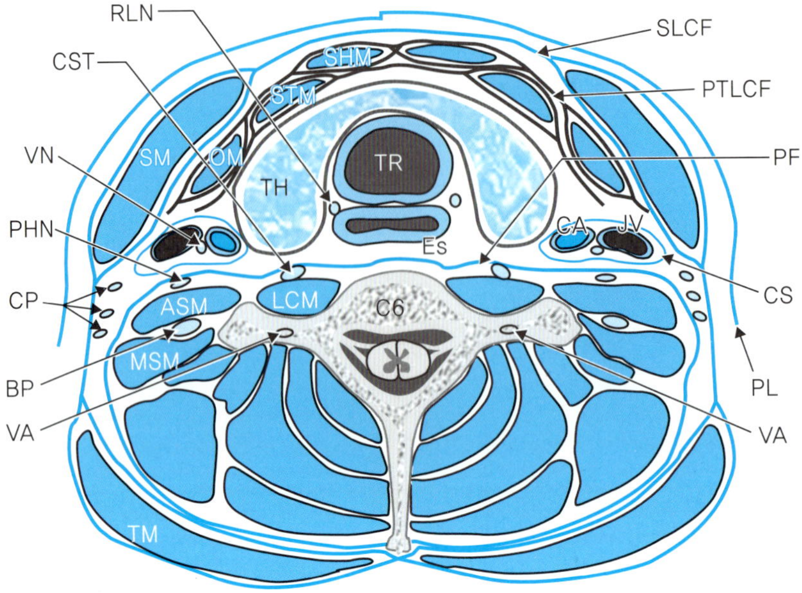

[그림 1] C6레벨에서의 경부 수평단면

PL : 광경근(platysma muscle), SLCF : 천경근막, PTLSF : 중경근막, PF : 심경근막(추전엽), SM : 흉쇄유돌근(sternocleidomastoid muscle), SHM : 흉골설골근(sternohyoid muscle), STM : 흉골갑상근(sternothyroid muscle), OM : 견갑설골근(omohyoid muscle), TM; 승모근(trapezius muscle), LCM : 경장근(longus colli muscle), ASM : 전사각근(anterior scalen muscle), MSM : 중사각근(middle scalen muscle), TH : 갑상선, TR : 기관, Es : 식도, CS : 경동맥초(carotid sheath), CA : 총경동맥(common carotid artery), JV : 내경정맥(internal jugular vein), VN : 미주신경(vagus nerve), CST : 경부교감신경간, BP : 상박신경총(brachial plexus), CP : 경신경총(plexus cervicalis), PHN : 횡격막신경(phrenic nerve), RLN : 반회신경(recurrent nerve), VA : 추골동맥(vertebral artery)

초음파 탐색자의 위치와 방향

윤상연골(cricoid cartilage)의 높이(제 6경추 레벨)에서 총경동맥(common carotid artery)과 기관 사이를 누르면서 탐색자를 경부횡단면상이 묘출될 수 있도록 놓는다[그림 2].

초음파 탐색자 주파수

4－7MHz의 micro 곡선형 탐색자

차단침 천자법

평행법[2] 또는 교차법

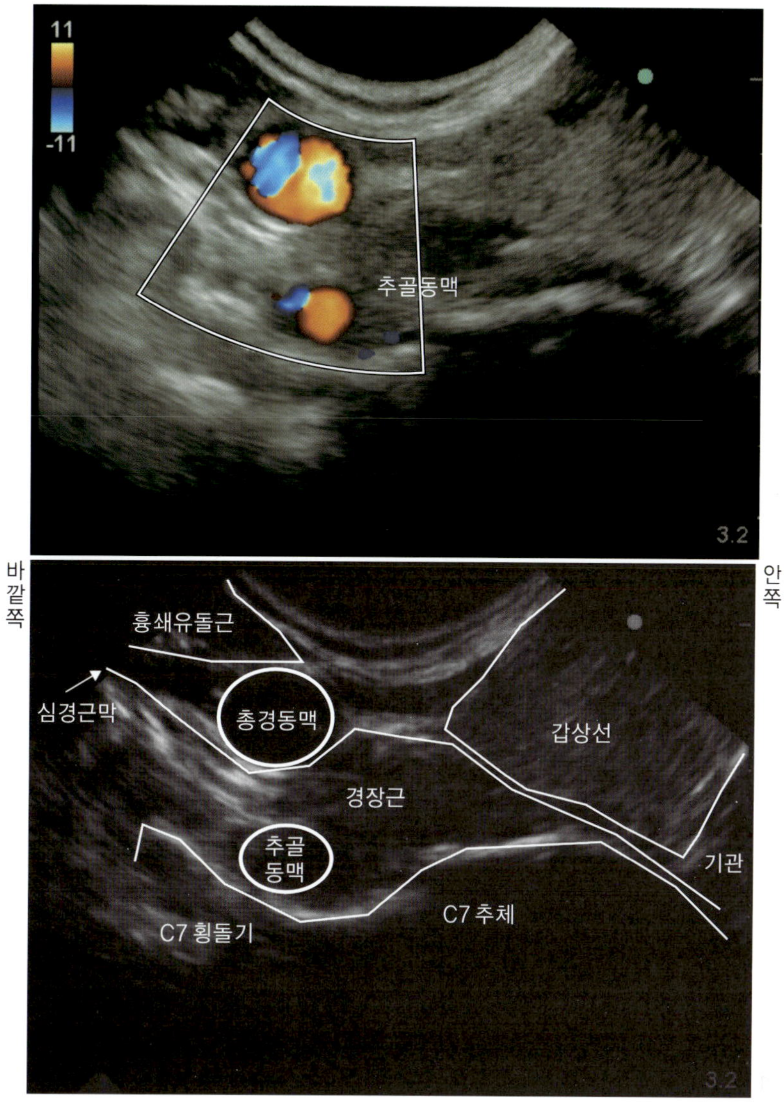

[그림 2] 오른쪽 C7의 초음파 영상과 컬러 도플러(color doppler) 영상

C7은 횡돌기에 전결절(anterior tubercle)이 없는 것과 경장근(longus colli muscle) 안에서 추골동맥을 관찰할 수 있는 것으로 확인한다. C7에서 한개 머리 쪽의 횡돌기상이 C6이 된다.

흉쇄유돌근(sternocleidomastoid muscle) • 총경동맥(common carotid artery) • 경장근(longus colli muscle) • 횡돌기(transverse process) • 추골동맥(vertebral artery)

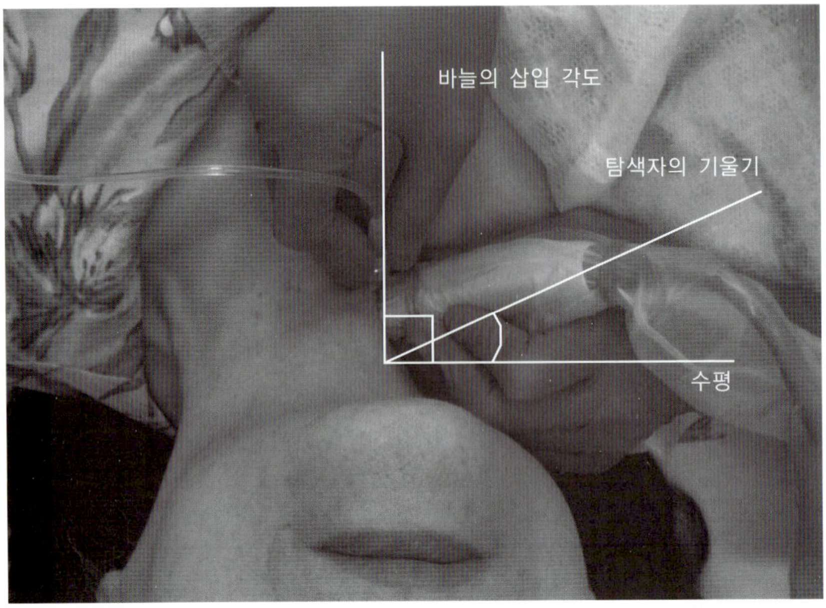

[그림 3] 초음파 탐색자 놓는 법 – 체표 랜드마크 · 차단침 천자 방향(오른쪽 성상신경절블록)

탐색자로 누르면서, 바깥쪽으로 기울이면 바늘을 삽입할 공간을 확보할 수 있다.

천자 전 초음파 영상 평가

① 제 7경추를 찾는다. 제 7경추횡돌기는 전결절(anterius tuberculum)이 없다. 경장근(longus colli muscle) 안에서 추골동맥(vertebral artery)이 묘출된다[그림 3].

② 추골동정맥, 하갑상선동맥을 확인한다.

③ 머리쪽으로 스캔해서 제 6경추를 찾는다.

④ 제 6경추횡돌기전결절, 경장근(longus colli muscle), 심경근막, 갑상선, 식도(왼쪽만), 기관, 제 6경신경근, 총경동맥, 내경정맥(internal jugular vein), 상갑상선동맥, 흉쇄유돌근(sternocleidomastoid muscle), 설골하근군을 확인한다[그림 4].

차단침 사이즈

25G, 1inch의 차단침. 체형이 큰 사람에서는 24G, 1.5inch의 차단침을 사용한다. 바늘과 주사기의 사이에 가는 연장관을 연결해 둔다.

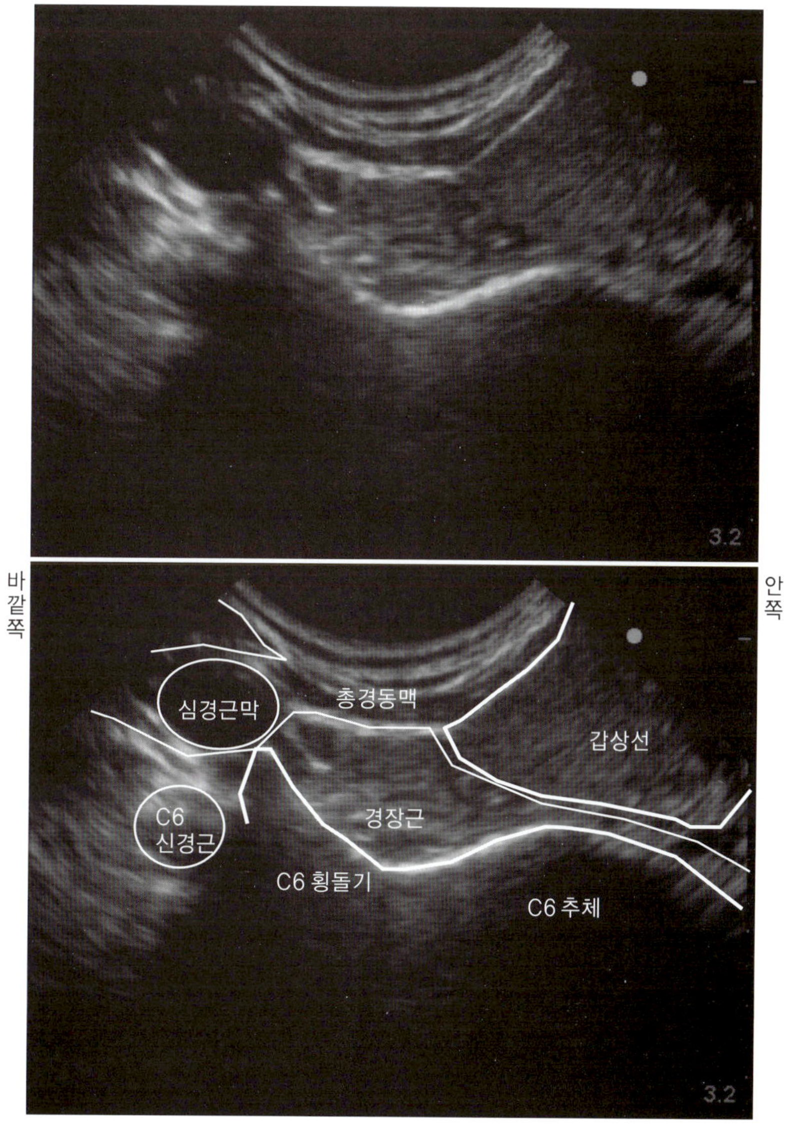

[그림 4] 천자 전 초음파 영상 · 해부(오른쪽)

탐색자로 눌러대고 총경동맥(common carotid artery)을 바깥쪽으로 당기면 심경근막과 경장근(longus colli muscle)이 탐색자에 가까워진다.

총경동맥(common carotid artery) • 경장근(longus colli muscle) • 횡돌기(transverse process) • 추체(vertebral body) • 심경근막(deep cervical fascia) • 갑상선(thyroid)

✓ 국소마취제 투여량

1% 리도카인 또는 0.75% 로피바카인 5ml

✓ 실제 시술과 프로토콜

① 제 6경추(cervical vertebra) 레벨에서 기관과 총경동맥(common carotid artery) 사이에 탐색자를 눌러대고, 총경동맥을 바깥쪽으로 당기면 심경근막과 경장근(longus colli muscle)이 탐색자 표면에 가까워진다[그림 4].

② 기관과 탐색자 사이에서 평행법으로 바늘을 삽입한다. 바늘의 삽입 각도는 90° 또는 조금 바깥쪽으로 기울인 각도로 한다.

③ 설골하근군을 관통하면서 갑상선에 상처를 입히지 않도록 진전시킨다.

④ 바늘 끝이 심경근막을 관통해서 경장근(longus colli muscle) 안까지 도달하면, 바늘의 삽입을 멈춘다[그림 5].

⑤ 혈액이 역류하지 않는것을 확인하고 국소마취제 0.5ml를 주입한다. 심경근막보다 앞쪽에 국소마취제가 주입될 때는 바늘을 심경근막의 뒤쪽까지 더 삽입한다.

⑥ 국소마취제가 심경근막의 뒤쪽에서 퍼질 때는 2ml씩, 합계 5ml를 분할 주입한다[그림 6].

시술 요령

1) 평행법으로 삽입할 때, 탐색자를 기관과 총경동맥(common carotid artery) 사이에 눌러댄 후 바깥쪽으로 기울이면, 기관과 탐색자 사이에서 바늘을 삽입할 공간을 확보할 수 있다.
2) 천자시 C6횡돌기(transverse process)에 바늘 끝이 닿게 할 필요는 없다.
3) 심경근막보다 뒤쪽, 경장근(longus colli muscle) 안에 국소마취제를 주입한다.
4) 심경근막보다 앞쪽에 국소마취제가 주입될 때는 주입을 멈춘다.

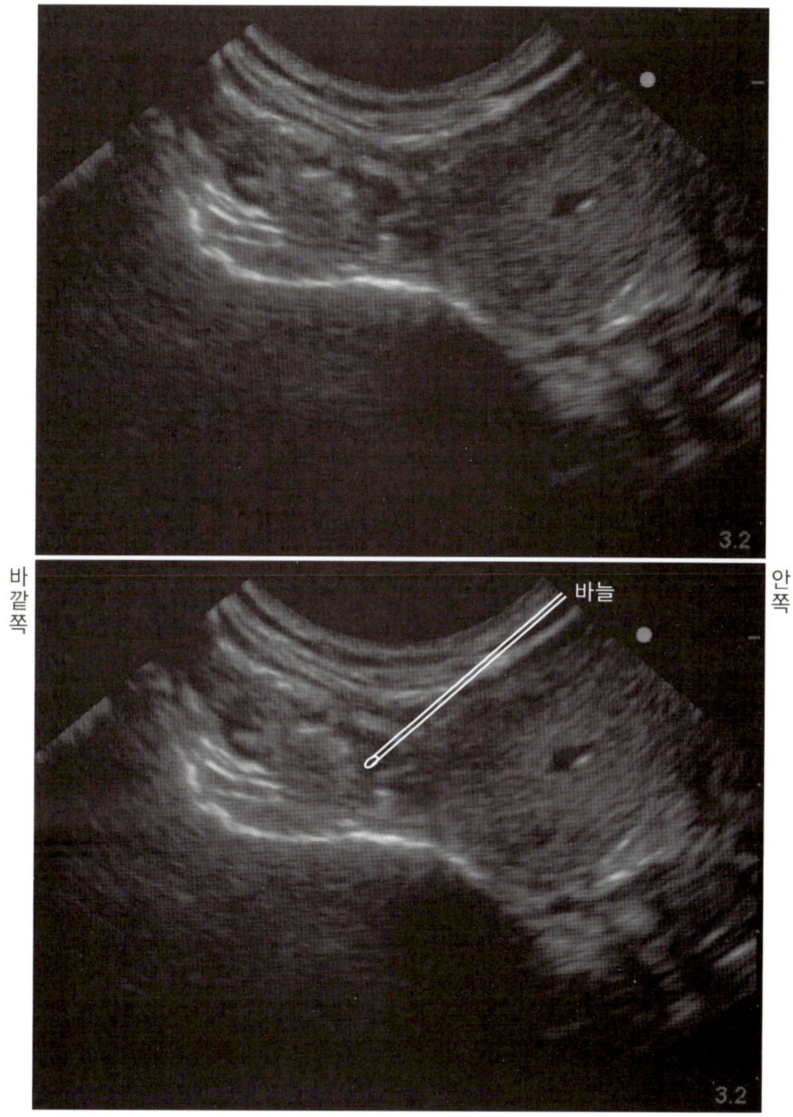

[그림 5] 차단침 천자 시의 초음파 영상(오른쪽)

차단침은 갑상선을 스치듯이 설골하근군을 관통하면서 심경근막 아래의 경장근 (longus colli muscle) 안으로 삽입된다.

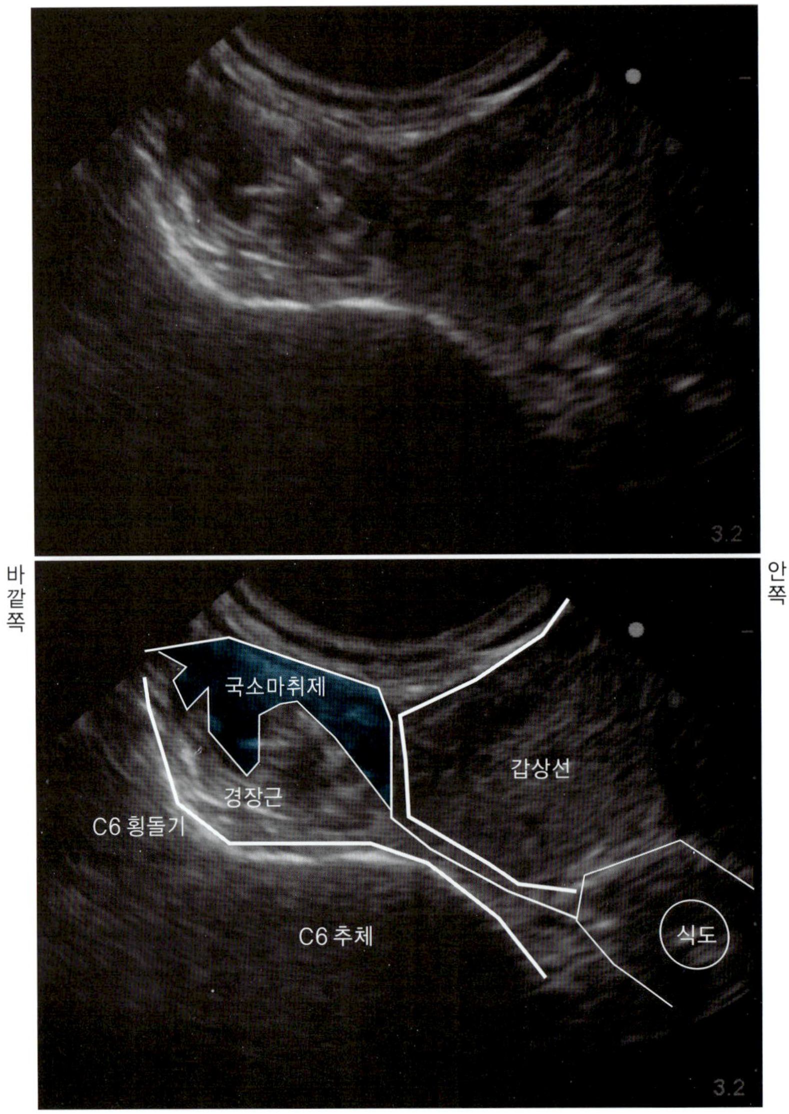

[그림 6] 국소마취제 주입 후의 초음파 영상(우측)

국소마취제가 퍼지면서 경장근(longus colli muscle)이 부풀어 오른다.
참고 : 식도는 왼쪽 경부에서 묘출되는 것이 일반적이지만 이 증례에서는 오른쪽 경부에서 묘출된다.

경장근(longus colli muscle) • 횡돌기(transverse process) • 추체(vertebral body)

합병증

- 반회신경마비 : 심경근막보다 앞쪽에 주입하여 생긴다[3].
- 천경신경총블록 : 심경근막보다 앞쪽에 주입하여 생긴다[3].
- 경신경근블록 : 심경근막보다 뒤쪽으로 주입하여 생긴다[3].
- 상하갑상선동맥, 추골동맥(vertebral artery) 천자는 바늘을 보면서 천자하면 위험성이 낮다[3].

경추와 경추주위영역

참고문헌

1) Gofeld M, Bhatia A, Abbas S, et al. Development and validation of a new technique for ultrasound-guided stellate block ganglion block Reg Anesthesia pain Med 2009;34:475-9.
2) Shibata Y, Fujiwara Y, Komatsu T. A new approach of ultrasound-guided stellate ganglion block Analg 2007;105:550-1.
3) 柴田康之, 尹勝洋, 佐勝佑子ほか. 超音波ガイド下 星狀神経節ブロック. ペイソクリニツク 2007;28:1083-91

2 천경신경총블록(Superficial plexus block)

해부

- C1 – 4척수신경의 전지(anterior ramus)는 경신경총을 형성하고, 그 분지(bifurcation)는 전경부 · 외경부의 피부와 근육에 분포한다.
- 경신경총의 피지인 소후두신경(C2), 대이개신경(C2 – 3), 경횡신경(C2 – 3), 쇄골상신경(C3 – 4)은 감각신경으로서 전경부 · 바깥쪽경부 · 후두부의 피부 · 피하조직의 감각을 지배한다[그림 1].
- 이러한 피신경은 합쳐져 흉쇄유돌근(sternocleidomastoid muscle) 뒤쪽 경계 중간쯤 위치(경신경점)에서 경근막의 천엽을 관통해 피하로 나오고, 그 위치에서 전경부 · 바깥쪽 경부 · 후두부에 부채꼴로 가지를 뻗는다[그림 1].

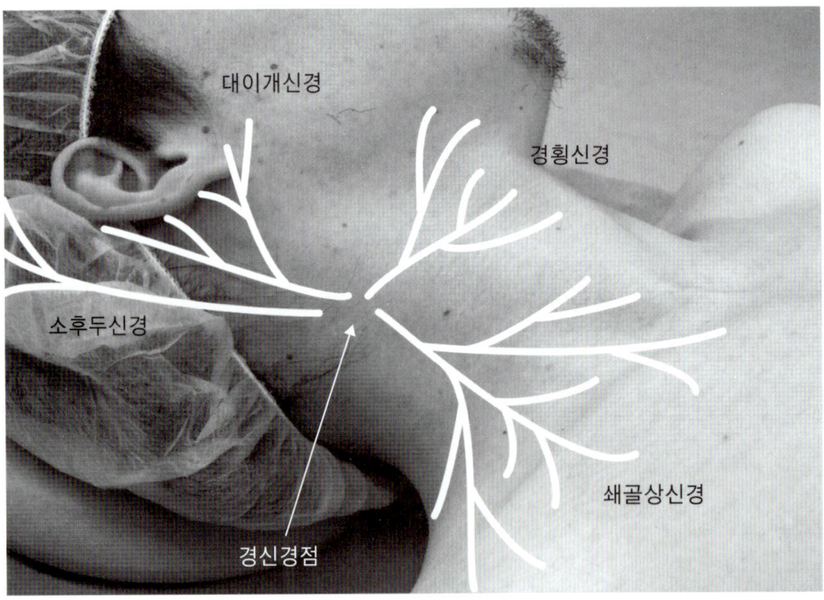

[그림 1] 경신경총의 피지(superficial branch of cervical plexus)

대이개신경(great auricular nerve) • 경횡신경(transverse cervical narve) • 소후두신경(lesser occipital nerve) • 쇄골상신경(supraclavicular nerve)

✓ 적응

경신경총의 피지에 의해 감각신경이 분포되는 전두부 · 외경부의 피부 절개로 인한 통증 제거에 효과가 있다.

✓ 체위

- 앙와위에서 머리를 반대쪽으로 향하고 블록할 쪽의 바깥쪽 경부를 노출한다.
- 앙와위에서 천자시 차단침 조작이 어려울 때는 블록할 쪽을 위로하는 측와위를 취해도 좋다.

✓ 초음파 탐색자의 위치와 방향

- 경신경점의 위치를 추정하는 방법으로 유양돌기(mastoid)와 C6경추횡돌기의 중간 높이에서 경부의 횡단상을 묘출하고 흉쇄유돌근(sternocleidomastoid muscle)의 뒤쪽 경계부위를 확인한다.
- 쇄골에 가까운 위치에서 관찰을 시작, 탐색자를 머리쪽으로 옮기면서 경추횡돌기의 높이를 C7부터 C4까지 확인하고, C4횡돌기(transverse process)의 높이에서 흉쇄 유돌근(sternocleidomastoid muscle)의 뒤쪽 경계부위를 묘출해도 좋다.

✓ 초음파 탐색자 주파수

중심 주파수가 10MHz이상인 직선형 탐색자(linear probe)를 이용해서 고해상도의 영상을 얻는 것이 바람직하다.

✓ 차단침 삽입법

경부의 바깥쪽에서 평행법으로 삽입한다[그림 2].

✓ 천자 전 초음파 영상 평가 [그림 3]

① 유양돌기(mastoid pricess)와 경추 C6횡돌기(transverse process)의 중간 높이에서 측경부의 횡단상을 묘출하고, 흉쇄유돌근(sternocleidomastoid muscle)의 뒤쪽 경계부위를 확인한다.

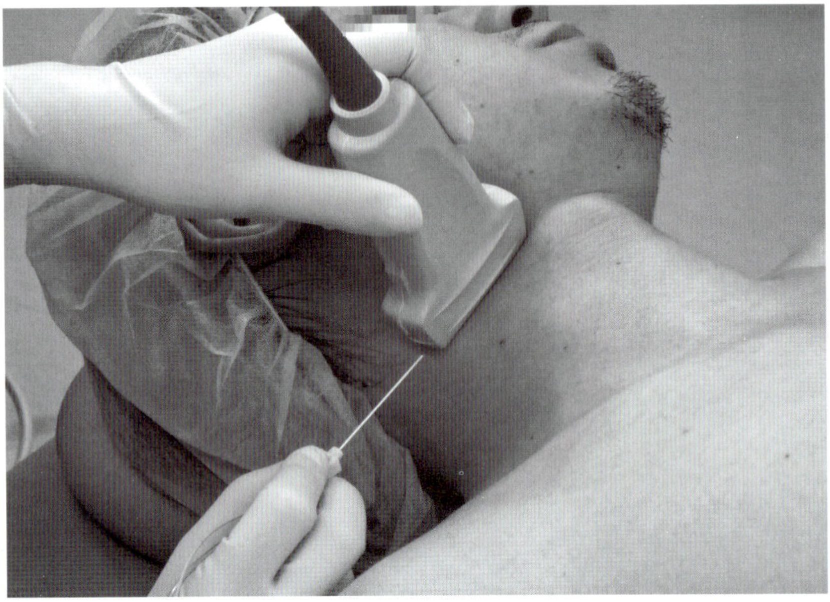

[그림 2] 초음파 탐색자 놓는 법 – 차단침 천자방향

② 이것을 대신하는 방법으로 쇄골과 가까운 위치에서 관찰을 시작, 머리쪽으로 탐색자를 이동시키면서 C7에서 C4의 횡돌기(transverse process)를 순차적으로 확인하고, C4횡돌기(transverse process)의 높이에서 흉쇄유돌근(sternocleidomastoid muscle)의 뒤쪽 경계부위를 묘출해도 좋다.

③ 다음으로 피하에 있는 경부의 바깥 테두리를 둘러싼 경근막의 천엽과 그보다 깊은 곳에 있는 경추와 여기에 붙어있는 근육을 둘러싼 경근막의 심엽(추전엽)을 확인한다.

④ 경근막의 천엽은 흉쇄유돌근(sternocleidomastoid muscle)의 위치에서 2층으로 나뉘어져 근육을 감싼다. 흉쇄유돌근의 바깥에서부터 근육 뒤쪽으로 이어지는 고에코성의 근막(경근막의 천엽)을 확인한다.

⑤ 경근막의 천엽보다도 깊은 위치에서 중사각근 · 경추횡돌기 · 두장근(longus capitis muscle) 등을 덮는 고에코성의 근막(추전엽; prevertebral fascia)을 확인한다.

차단침 사이즈

21 – 23G, 50mm의 차단침

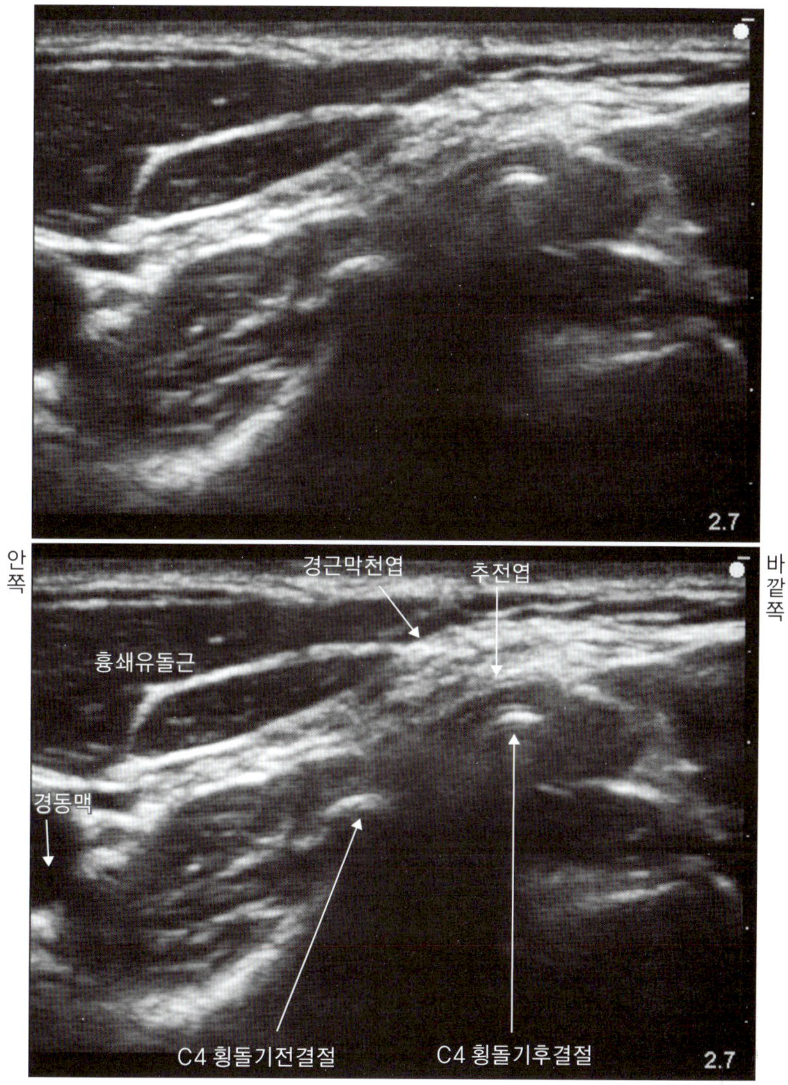

[그림 3] 천자 전 초음파 영상

흉쇄유돌근(sternocleidomastoid muscle) • 경근막천엽(superifcial lamina cervical fascia) • 경동맥(carotid artery)

국소마취제 투여량

5－10ml의 국소마취제를 2ml식 나누어 투여한다.

실제 수기와 프로토콜

① 앙와위 또는 측와위에서 측경부를 소독한다.

② 초음파 탐색자에 멸균 커버를 씌운 뒤, 청결 조작하여 목 부분 횡단영상을 묘출하고, 조금 높은 위치에서 흉쇄유돌근(sternocleidomastoid muscle)의 뒤쪽 경계부위가 초음파 영상의 중앙에 보이도록 탐색자의 위치를 조절한다.

③ 국소마취제를 넣은 주사기 조작은 보조자에게 맡기고, 연장튜브로 주사기와 차단침을 연결한다.

④ 초음파 유도 하에 차단침을 경부 바깥쪽에서 안쪽으로 평행법으로 삽입하고, 흉쇄유돌근(sternocleidomastoid muscle) 뒤쪽 경계방향으로 바늘을 전진시킨다.

⑤ 흉쇄유돌근(sternocleidomastoid muscle) 바로 앞에서 경근막의 천엽을 관통하고, 바늘끝을 근육의 등쪽까지 전진시킨다.

⑥ 흡인 시험을 반복하면서 국소마취제를 2ml씩 투여한다.

⑦ 초음파 영상에서 국소마취제가 경근막의 천엽과 그 아래의 추전엽 사이에 퍼지는 것을 확인한다[그림 4].

시술 요령

1) 필요 이상으로 긴 바늘을 사용하면 차단침을 조작하기 어렵고, 합병증의 원인이 되기 쉽기 때문에 길이 50mm 전후의 바늘이 다루기 좋다.
2) 무딘 바늘을 사용할 경우, 피부를 관통할 때 생기는 저항으로 조직이 뒤틀려 초음파 영상이 끊어진다. 이것을 피하기 위해 차단침을 삽입하기에 앞서 천자할 피부를 조금 절개해 두어도 좋다.
3) 무딘 바늘을 사용하는 것이 좋다는 의견과는 다르지만, 23G, 60mm의 카테란 바늘은 천자 시 저항이 적어 조작성이 뛰어나다.

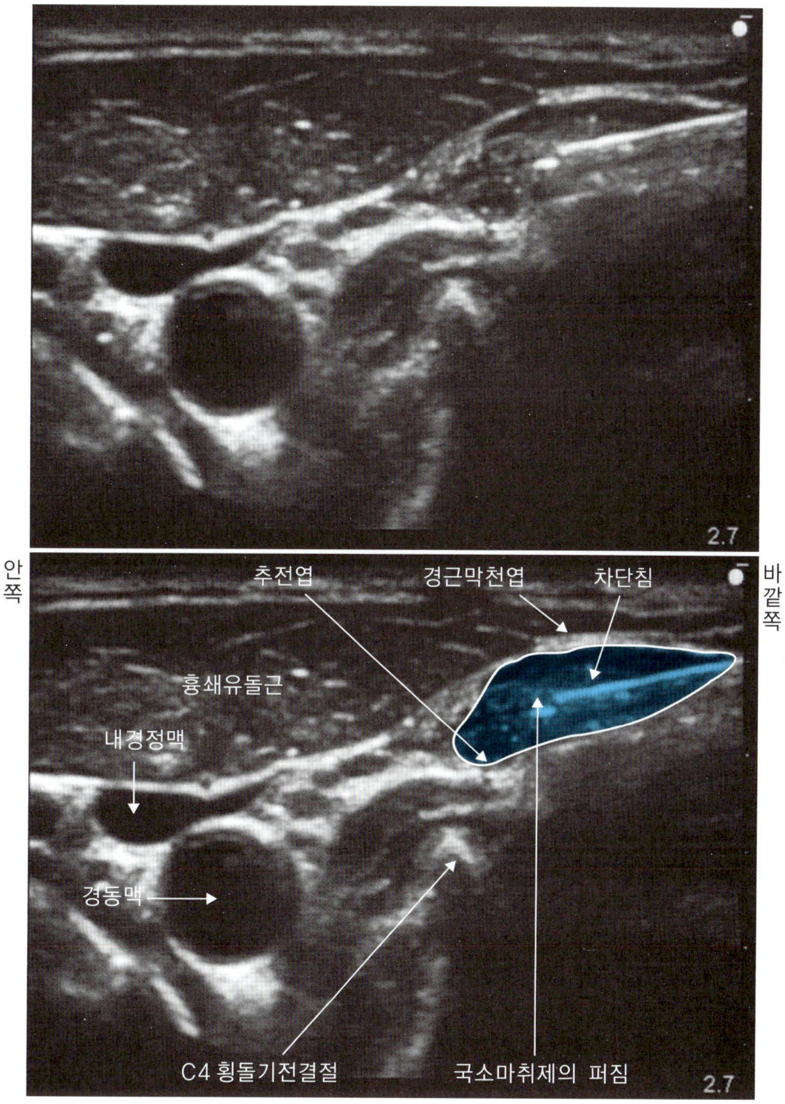

[그림 4] 차단침과 국소마취제의 퍼짐

내경정맥(internal jugular vein) • 흉쇄유돌근(sternocleidomastoid muscle) • 경근막천엽(cervical fascia lamina superifcialis)

합병증

① 투여된 국소마취제의 일부는 경근막의 천엽과 추전엽 사이를 안쪽으로 또는 추전엽을 통과해서 심층으로 퍼진다. 그 작용은 용량에 따라 경신경총의 신경근 · 교감신경간 · 반회신경에 미칠 수 있다.

② 이러한 작용의 결과, 같은쪽의 횡격막신경(phrenic nerve) · 설골하근군의 마비, 호너증후군, 애성(hoarseness)을 일으킬 가능성이 있다.

③ 양측을 동시에 블록 하는것은 권장하지 않는다.

참고문헌

1) Pandit JJ,Satya-Krishua R, Gration P. Superficial or deep cevical plexus block for carotid endarterectomy; a systematic review of complications. Br J Anesthesia 2007;99:159-69.

2) Pandit JJ Dutta D, Morris JF. Spread of injectate with superficial cervical plexus block in humans ;an anatomical study. Br J Anesthesia 2003;91:773-5.

3) Usui Y, Kobayashi T, kakinuma H, et al. An anatomical basis for blocking of the deep cervical plexus and cervical sympathetic tract an ultrasound-guided technique. Anesth Analg 2010;110:964-8.

3 심경신경총블록(cervical plexus block)

해부 [그림 1]

- 경신경총은 제 1−4경신경의 전지가 결합한 것이다.
- 중사각근 및 견갑거근(musculus levator scapulae)의 기시부 전면에서 흉쇄유돌근(sternocleidomastoid muscle)에 덮인 형태로 존재한다.
- 경신경총은 심근막추전엽에 덮여 있다.
- 피지와 근지로 크게 분류할 수 있다.

피지 : 소후두신경(C2−3), 대이개신경(greater auricular nerve) (C3−4), 경횡신경(transverse nerve of neck) (C3), 쇄골상신경(supraclavicular nerve) (C3−4)

이들은 흉쇄유돌근(sternocleidomastoid muscle)의 뒤쪽 경계부위에서 흩어져 내리듯 이 주행하고, 후경부의 피부 감각을 지배한다.

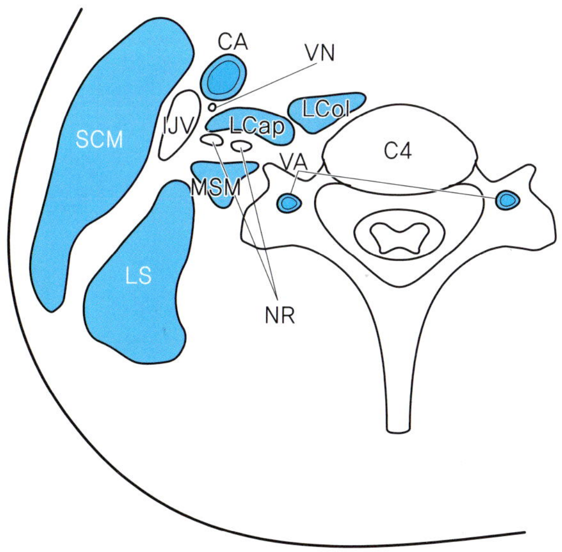

[그림 1] 경신경총 해부

LCap : 두장근(longus capitis muscle), LCol : 경장근(longus colli muscle), MSM : 중사각근, SCM : 흉쇄유돌근(sternocleidomastoid muscle), LS : 견갑거근(levator scapula muscle), CA : 총경동맥(common carotid artery), IJV : 내경정맥(internal jugular vein), VN : 미주신경(vagus nerve), VA : 추골동맥(vertebral artery), NR : 신경근

근지(muscular branch) : 경신경고리(ansa cervicalis)를 중간에 두고 설골하근군의 운동을 지배하는 것 외에, 추전근군, 흉쇄돌근, 견갑거근, 승모근(trapezius muscle) 등을 지배한다. 또 횡격막신경(phrenic nerve)은 제 3–5경신경에서 나와 전사각근의 앞쪽으로 내려간다.

적응

- 통증 클리닉 영역 : 경신경 영역의 다양한 통증성 질환(경추증, 경추 추간판탈출증, 경견완증후군, 대상포진 및 대상포진후신경통, 두통) 등
- 수술마취 영역 : 내경동맥 내막박리술, 갑상선수술, 경~견부의 체표 수술 등

체위

환측을 45–60° 정도 위로하는 반측와위를 취한다.

초음파 탐색자의 위치와 방향 [그림 2]

측경부의 횡단면과 평행하게 탐색자를 놓는다.

초음파 탐색자 주파수

고주파(7MHz)의 직선형 탐색자

차단침 천자법

탐색자의 바깥쪽에서 평행법으로 천자한다.

천자 전 초음파 영상 평가 [그림3]

① C3, 4경추횡돌기, C3, 4신경근, 중사각근, 흉쇄유돌근(sternocleidomastoid muscle) 등을 확인한다. C3, 4신경근이 경신경총을 형성해서 중사각근과 흉쇄유돌근 사이를 주행하는 것을 확인할 수 있다.

② 신경총 주위의 혈관 유무를 컬러 도플러로 확인해둔다.

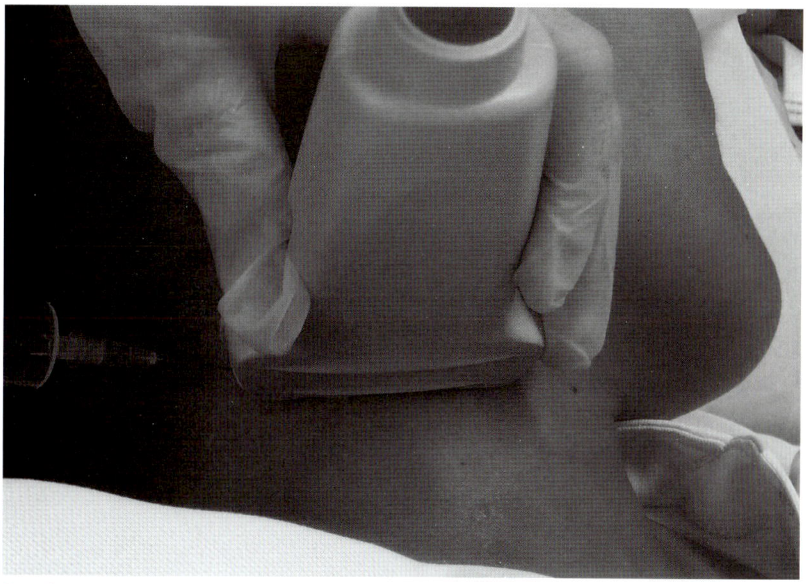

[그림 2] 초음파 탐색자 놓는 법 – 차단침의 천자 방향

차단침 사이즈

23G, 60mm의 일회용 차단침

국소마취제 투여량

1% 메피바카인 3 – 5ml(경우에 따라 덱사메타존 2mg 추가)
신경마다 선택적으로 분할 투여할 때는 각 신경에 2ml 정도로 주입한다.

실제 수기와 프로토콜 [그림 4, 5]

① 측경부의 횡단면과 평행하게 탐색자를 놓는다.
② 초음파 장치의 영상 조건을 환자의 체격에 맞추어 최적화한다. 보통 스케일은 3 – 4cm이다.
③ 우선 총경동맥(common carotid artery)과 내경정맥(internal jugular vein)을 확인하고, 그 바깥쪽에 이른바 '집게발' 처럼 보이는 경추횡돌기를 묘출한다.
④ 다음으로 꼬리뼈 방향으로 탐색자를 움직여 경추횡돌기를 확인한다. C7경추횡

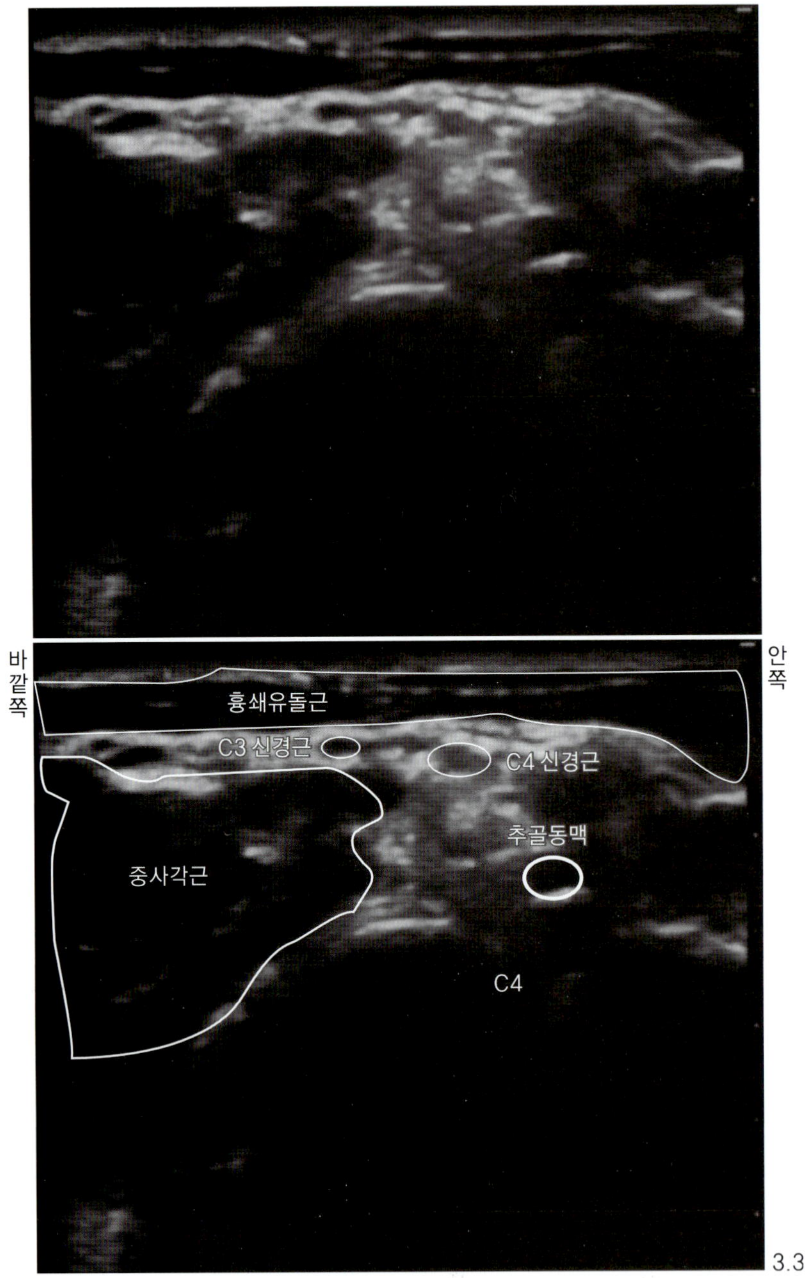

[그림 3] 천자 전 초음파 영상 · 해부

흉쇄유돌근(sternocleidomastoid muscle) • 추골동맥(vertebral artery) • 중사각근(middle scalene muscle)

돌기에는 전결절(anterior tubercle) 이 없기 때문에 이것을 지표로 한다.

⑤ C7횡돌기(transverse process)에서 탐색자를 머리쪽으로 움직여 순서대로 C6–C3 횡돌기를 확인한다.

⑥ 경추횡돌기의 부위 확인이 끝나면 C4경추횡돌기를 묘출한다. 횡돌기의 전결절(anterior tubercle), 후결절(posterior tubercle)을 형성하는 U자형의 구멍에서 C4신경근을 확인할 수 있다.

⑦ 그곳에서 탐색자를 꼬리뼈쪽으로 옮기면 C4신경근이 경신경총을 형성해서 중사각근과 흉쇄유돌근(sternocleidomastoid muscle) 사이로 주행하는 것을 확인할 수 있다. C3신경근도 똑같이 확인할 수 있다.

⑧ 목표한 신경을 확인했다면, 컬러 도플러로 주위의 혈관 유무를 확인한다.

⑨ 탐색자의 바깥쪽에서 평행법으로 차단침을 천자한다. 바늘 끝이 경신경총에 도달하면 흡인 테스트를 하면서 국소마취제를 소량(0.5ml)씩 나누어 투여한다. 신경마다 선택적으로 주입해도 좋다.

시술 요령

1) 종래의 맹목법[1]에 가까운 형태의 천자는 경추횡돌기 근처에서 하는 천자[2), 3)] 이지만, 이 부위에서는 신경근의 앞쪽을 주행하고 있는 추골동맥(vertebral artery) 천자의 위험성이 있고, 상행경동맥이나 심경동맥에서 척수로 향하는 교통지(communicating branch)도 있어서 혈관 내 주입, 척수경색의 위험성이 높아진다[4)]. 횡돌기(transverse process)보다 조금 바깥쪽에서 천자하는 것이 보다 안전하게 시행할 수 있는 방법으로 여겨진다.

2) 초음파 유도 하 블록법에서는 환자의 통증 부위에 맞추어 C3 또는 C4경신경을 선택적으로 블록하는 것도 가능하다. 또한 하나의 신경을 선택적으로 블록함으로써 진단적 치료도 가능하다.

✓ 합병증

혈관내주입, 지주막하주입, 호흡곤란 · 호흡부전(횡격막 신경마비, 반회신경마비에 의한), 신경손상, 감염, 혈종 등이 보고되고 있다.

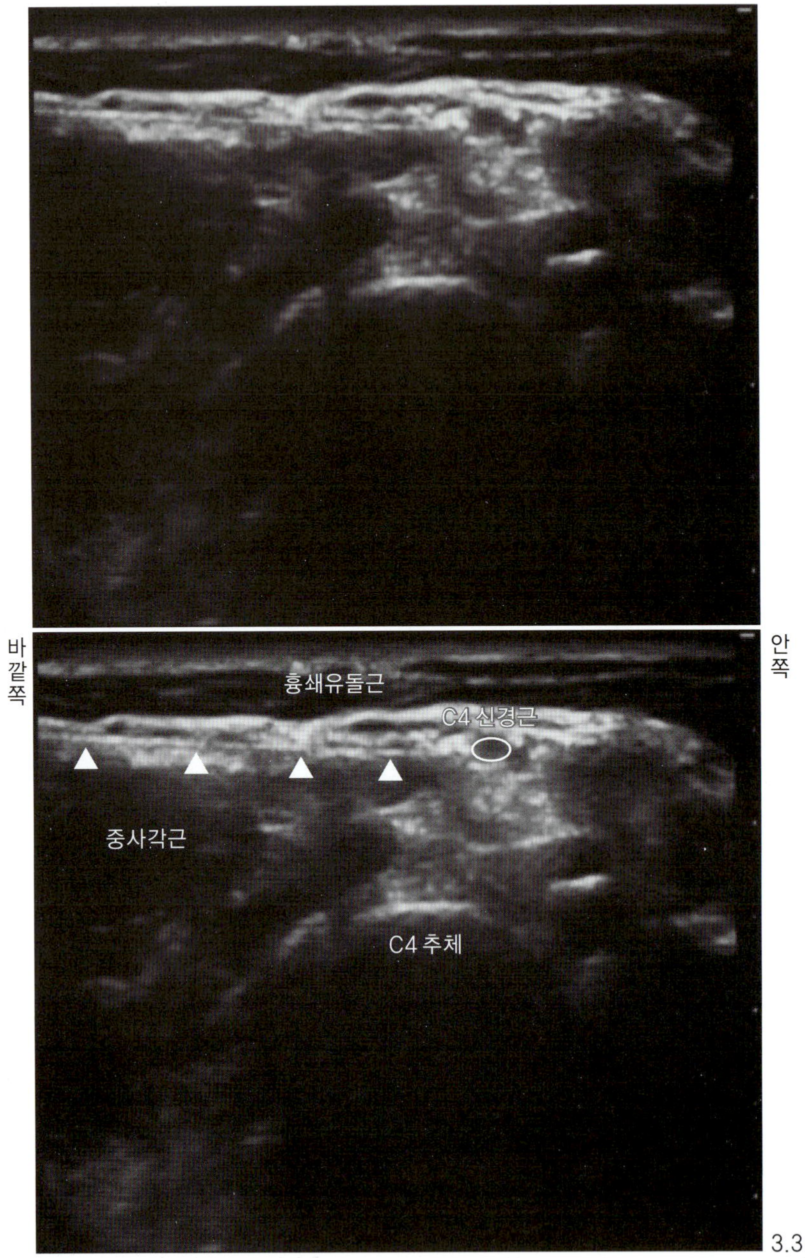

[그림 4] 차단침 천자 시의 초음파 영상

흉쇄유돌근(sternocleidomastoid muscle) • 추체(vertebral body) • 중사각근(scalenus medius muscle)

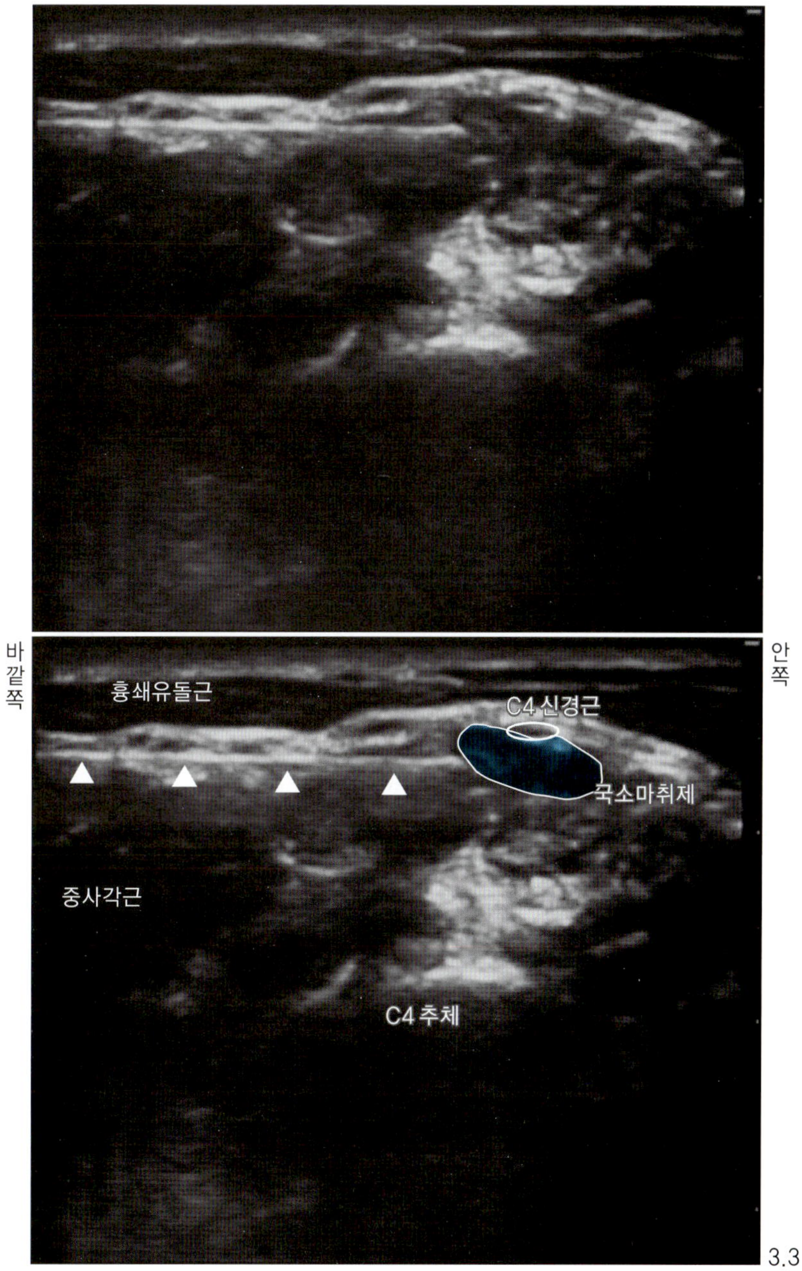

[그림 5] 국소마취제 주입 후의 초음파 영상

참고문헌

1) Winnie AP, Ramamurthy S, Durrani Z,et al. Interscalene cervical plexus block ; a single-injection technic. Anesth Analg 1975;54:370-5.

2) Sandeman DJ, Griffiths MJ, Lennox AF. ultrasound-guided deep cevical plexus block. Anesthesis and intensive care 2006;34:240-4

3) Marthofer P. Neck block. In ; Marhofer P, editor. ultrasound-guided for nerve block; Principles and practical implementation ; New Yock ;Oxford University Press;2008:p.51-6.

4) Huntoon MA. Anatomy of the cervical intervertebral foramina; vulnerble arteries and ischemic neurologic injuries after transforaminal epidural injections. Pain 2005;117:104-11.

4 신경근블록(root block)

해부

- 제 3경추부터 제 6경추의 횡돌기(transverse process)에는 전결절(anterior tubercle)과 후결절(posterior tubercle)이 있고, 홈통과 같은 구조로 되어 있어(척수신경구) 그 속을 신경근이 주행하고 있다[그림1].
- 제 3경추에서 제 6경추로 가면서 횡돌기(transverse process)의 구멍은 깊어지고 커진다. 하지만, 제 7경추에는 전결절(anterior tubercle)이 없어서 홈통과 같은 구조로 되어있지 않다[그림 1].

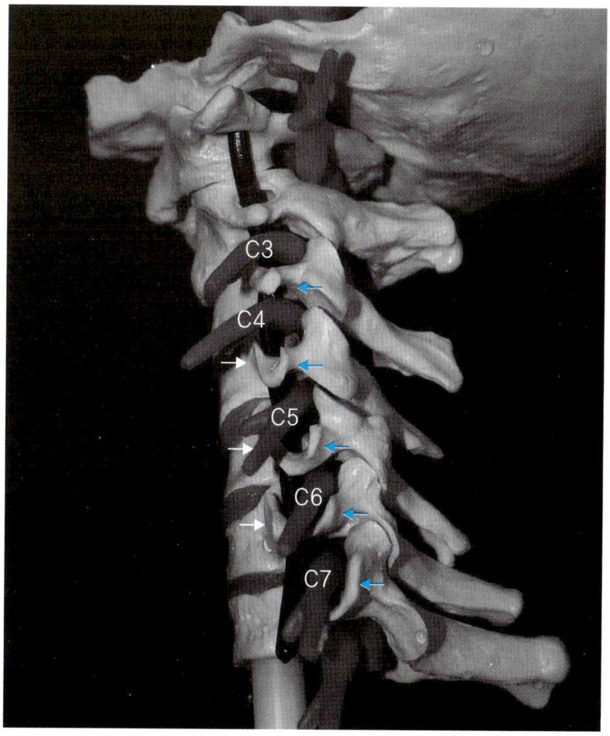

[그림 1] 경추의 해부

C3－7 : 각 경신경의 신경근
⇨ : 횡돌기 전결절(anterior tubercle)
➡ : 후결절(posterior tubercle)

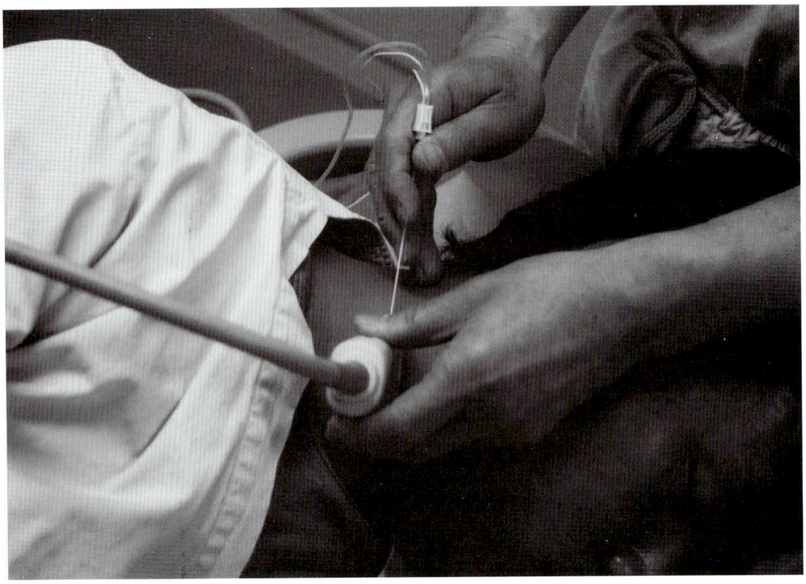

[그림 2] 초음파 탐색자 놓는 법 – 차단침 천자 방법 · 체위

- 추골동맥은 쇄골하동맥에서 분지하고, 제 7경추 극돌기의 앞쪽으로 상행한 후 제 6경추의 횡돌공으로 들어가서 각경추의 횡돌공 안을 통과해 두개 안에 도달한다.

적응

경추증성신경근증, 경추추간판탈출(Hernia), 대상포진후신경통

체위

측와위. 견관절을 다리쪽으로 당겨서 공간을 확보하면 시술하기가 편하다 [그림 2].

초음파 탐색자의 위치와 방향

목표한 경추의 레벨에서 체축과 교차하듯이 탐색자를 놓는다.

초음파 탐색자 주파수

고주파(10－12MHz)의 직선형 탐색자(linear probe)

차단침 천자법

평행법

천자 전 초음파 영상 평가

① 윤상연골(cricoid cartilage) 레벨에서 그 바로 바깥쪽에 탐색자를 두고, 갑상선, 총경동맥(common carotid artery), 내경정맥(internal jugular vein)을 확인한다. 내경정맥(internal jugular vein)의 바깥쪽에 전사각근(scalenus anticus), 중사각근, 그 사이에서 상박신경총을 확인한다.

② 상박신경총 각각의 신경근을 따라가면서 아래위로 탐색자를 움직이면 각각의 신경근이 각 경추횡돌기로 들어가는 것을 확인할 수 있다.

③ 제 7경추의 횡돌기에는 전결절이 없는 것, 사각근 사이에서 관찰된 신경근 중 가장 앞쪽 또는 바깥쪽에 있는 것이 제 5경신경인 것을 지표로 해서 블록하려고 하는 신경근을 확인한다[그림 3].

차단침 사이즈

20－22G, 50mm의 무딘 차단침

국소마취제 투여량

0.1－0.2% 로피바카인

실제 수기와 프로토콜

① 목표한 신경근을 확인하면, 신경근이 경추횡돌기 속으로 들어가는 과정을 묘출한다.

② 차단침을 탐색자의 바깥쪽에서 삽입하고, 평행법으로 횡돌기(transverse process)의 바깥쪽 모서리에서 신경근의 근처에 차단침의 끝이 위치하게 한다[그림 4].

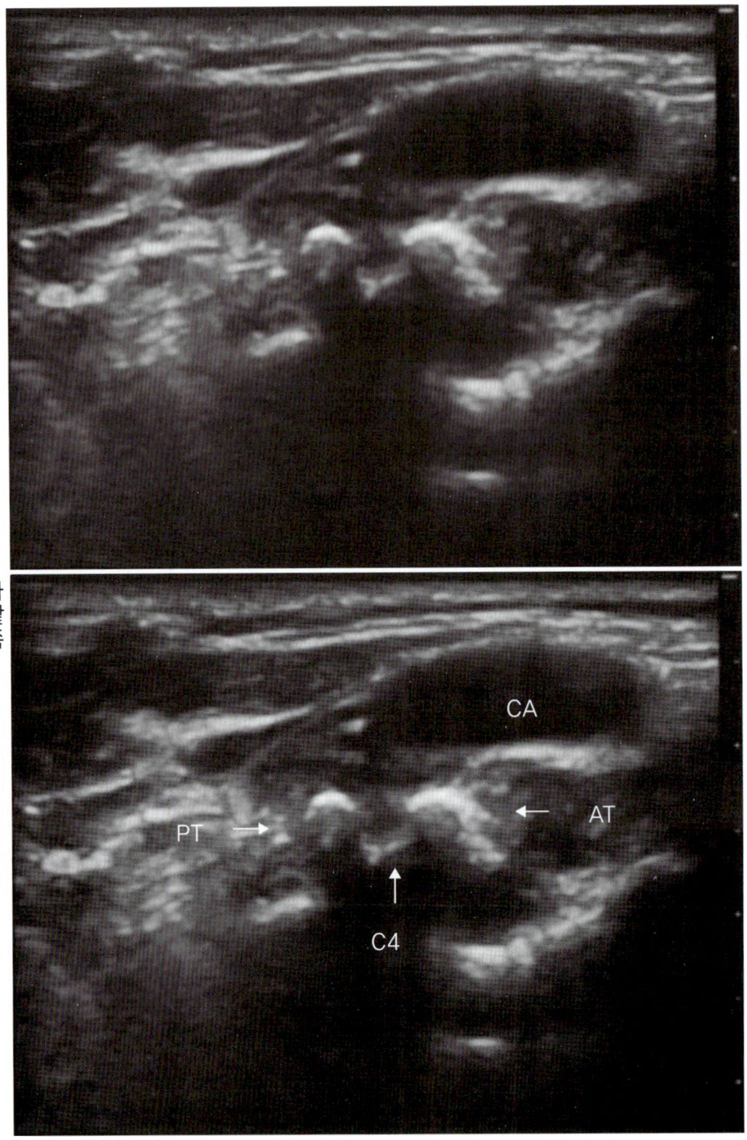

[그림 3] (A) 각 경신경근의 초음파 영상(C4)

CA : 총경동맥(common carotid artery), AT : 전결절(anterior tubercle),
PT : 후결절(posterior tubercle), C4 : 제 4경신경근

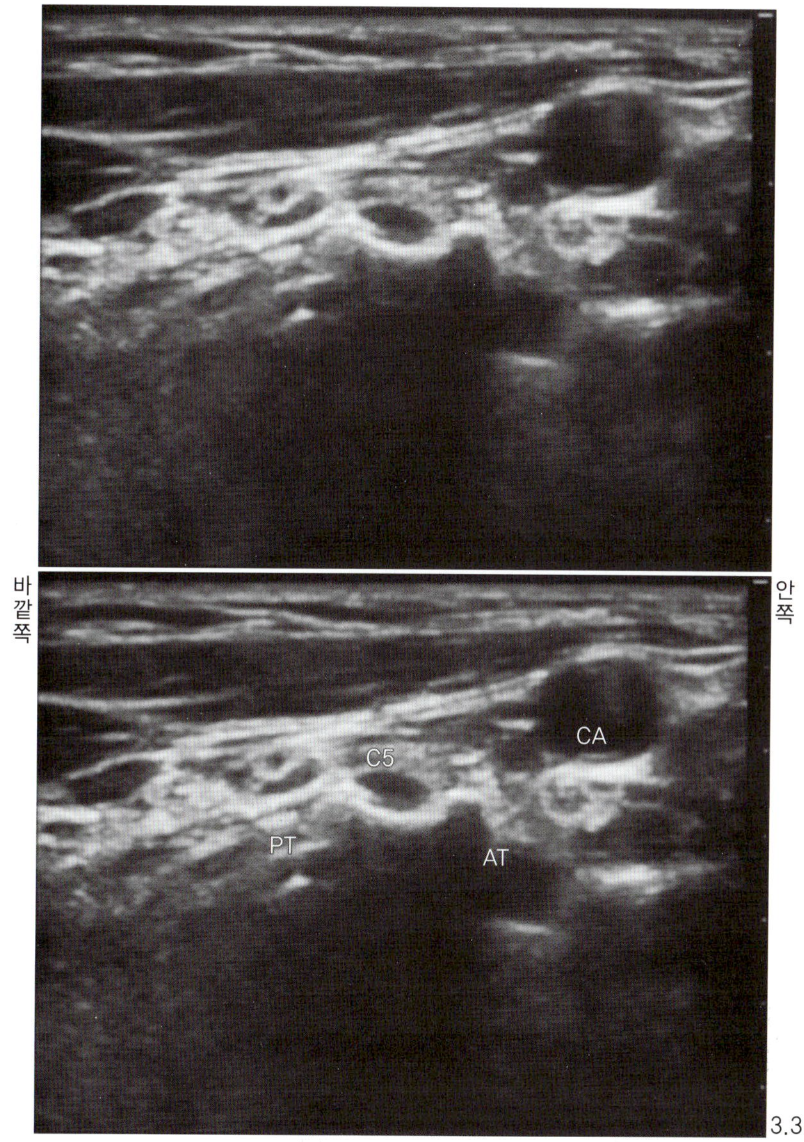

[그림 3] (B) 각 경신경근의 초음파 영상(C5)

CA : 총경동맥(common carotid artery), AT : 전결절(anterior tubercle),
PT : 후결절(posterior tubercle), C5 : 제 5경신경근

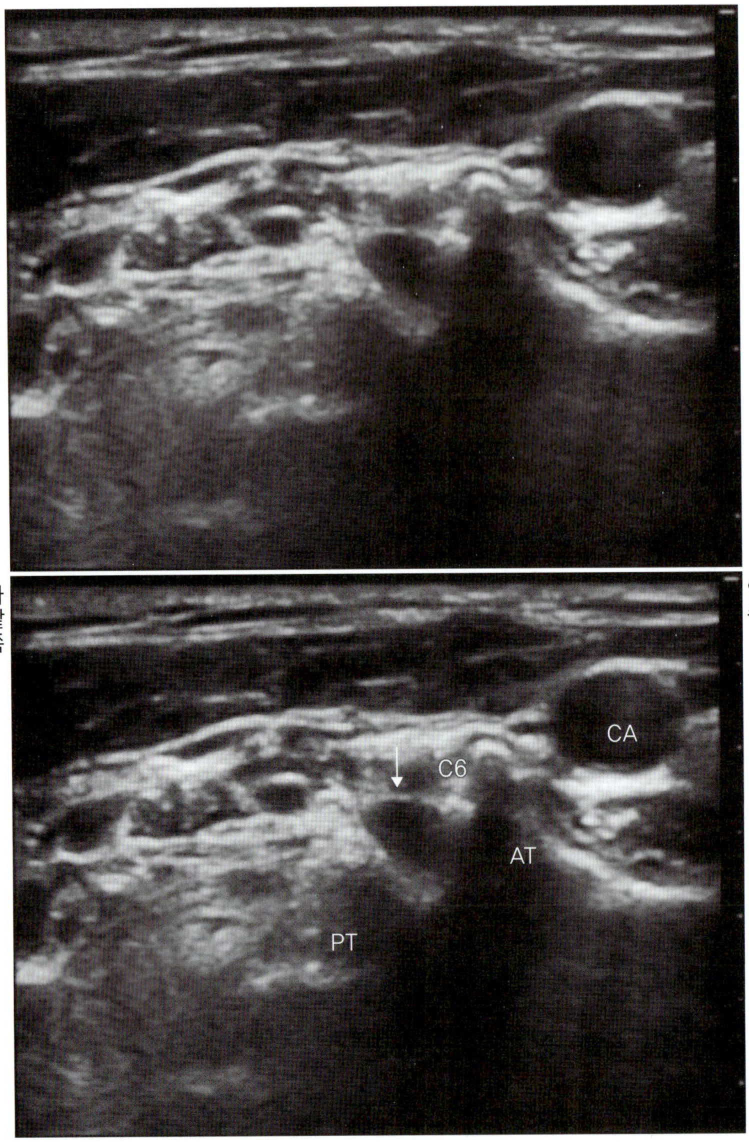

[그림 3] (C) 각 경신경근의 초음파 영상(C6)

CA : 총경동맥(common carotid artery), AT : 전결절(anterior tubercle) ,
PT : 후결절(posterior tubercle), C6 : 제 6경신경근

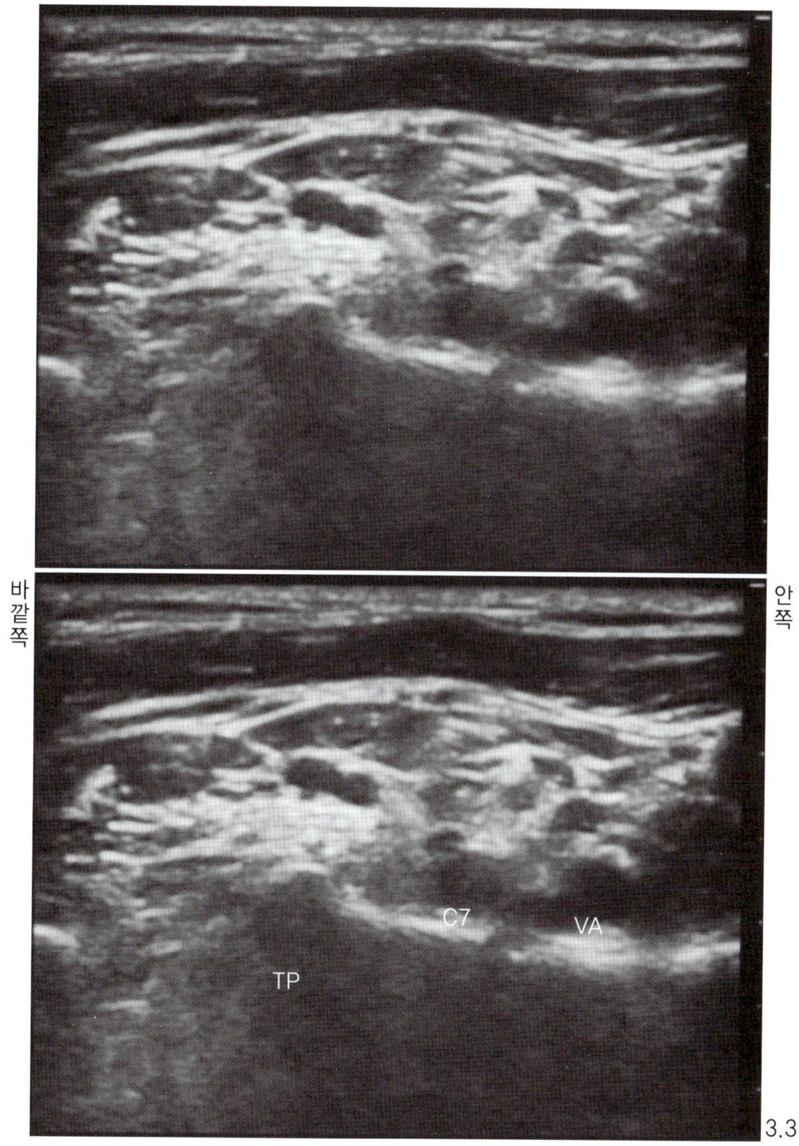

[그림 3] (D) 각 경신경근의 초음파 영상(C7)

TP : 횡돌기(transverse process), VA : 추골동맥(vertebral artery), C7 : 제 7경신경근

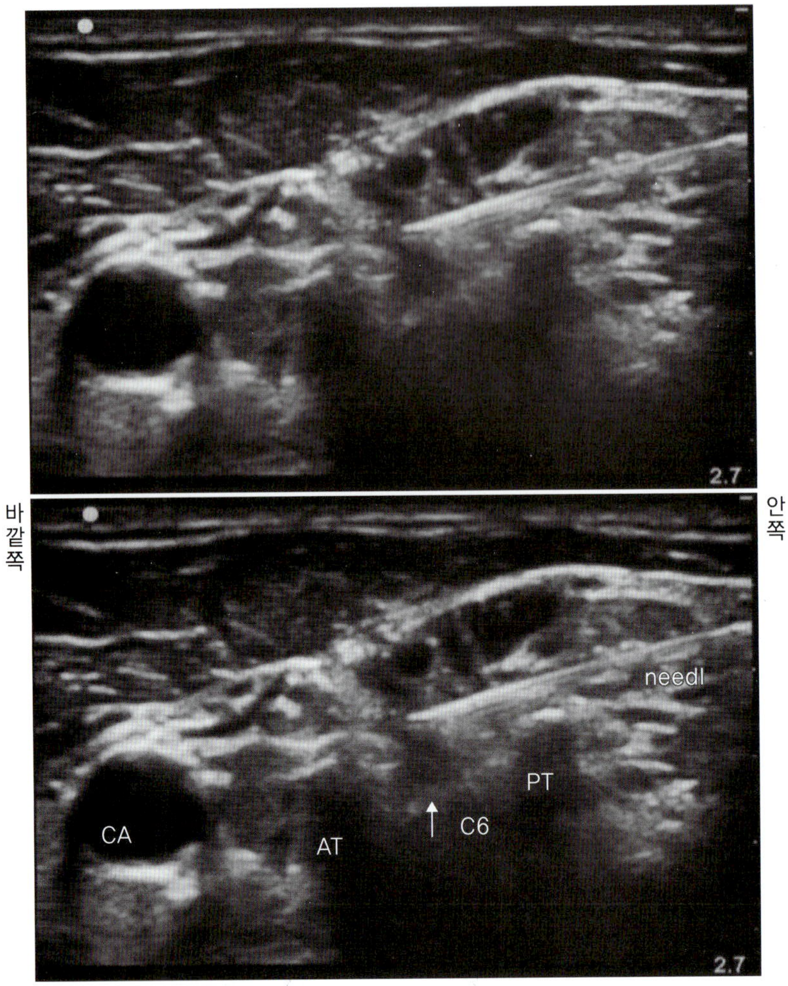

[그림 4] 차단침 삽입 시의 초음파 영상

CA : 총경동맥(common carotid artery), AT : 전결절(anterior tubercle),
PT : 후결절(posterior tubercle), C6 : 제 6경신경근, needle : 차단침

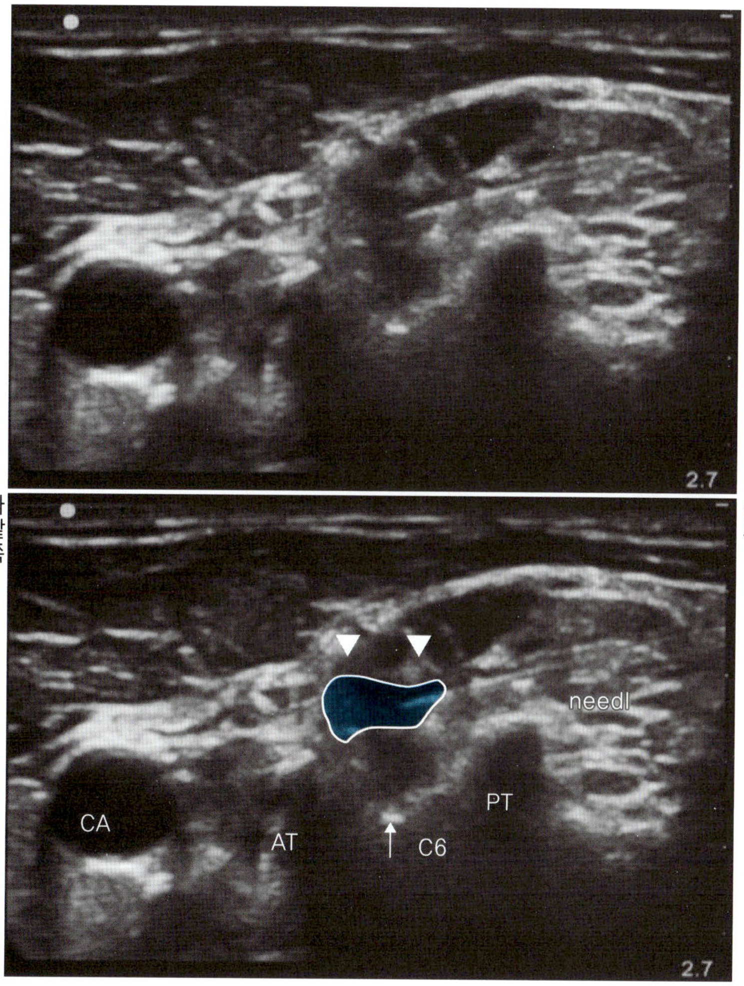

[그림 5] 국소마취제 주입 후의 초음파 영상

CA : 총경동맥(common carotid artery), AT : 전결절(anterior tubercle),
PT : 후결절(posterior tubercle), C6 : 제 6경신경근, needle : 차단침, ▷ : 국소마취제

③ 주사기로 흡인하여, 혈액, 뇌척수액의 역류가 없는 것을 확인하고, 국소마취제를 주입한다[그림 5].

④ 주입 시 저항이 있는 경우는 신경내 주입의 가능성이 있기 때문에, 바늘 끝의 위치를 바꾸고 다시 주입해야 한다.

시술 요령

1) 탐색자의 앞쪽에서 평행법으로 천자하는 방법도 있지만, 내경정맥(internal jugular vein)이 방해가 되어 차단침을 전진시키기가 어렵다.
2) 지주막과 경막은 일체가 되어 신경근에 따라 추간공의 바깥쪽까지 뻗어있다(신경근축). 차단침을 횡돌기(transverse process)의 전결절(anterior tubercle)과 후결절(posterior tubercle) 사이로 깊이 전진시키면, 척수 천자와 지주막하블록이 될 가능성이 있기 때문에 바늘을 횡돌기(transverse process) 안으로 깊이 전진시켜서는 안된다.

합병증

출혈, 감염, 신경근손상, 지주막하블록, 척수천자

참고문헌

1) 中川美里, 大瀬戸清茂, 特集/超音波俗を 利用する 神経ブロックⅡ. 超音波ガイド下 神経ブロックの實際. 4. 頸部神経節 ブロック. ペイソクリニック 2008;29:1483-9
2) 中川美里, 新堀博展, 大瀬戸清茂. 超音波ガイド 併用の X線透視下頸部神経根ブロックの 治療経驗. 麻酔 2009;58:1506-11.
3) Narouze SN, Vydyanathan A, Lapural L, et al. Ultrasound-guided cervical selective nerve root block:a floroscopy-controlled feasbility study. Reg Anesth Pain Med 2009;34:343-8

5 추간관절블록(zygapophysial joint block)

해부

- 경추추간관절은 위에 있는경추의 하관절돌기(Inferior articular process)와 아래에 있는 경추의 상관절돌기로 구성되어 있다.
- C2－3, C3－4, C4－5, C5－6, C6－7의 5개의 추간관절이 연결되어 관절주를 형성한다[그림 1].

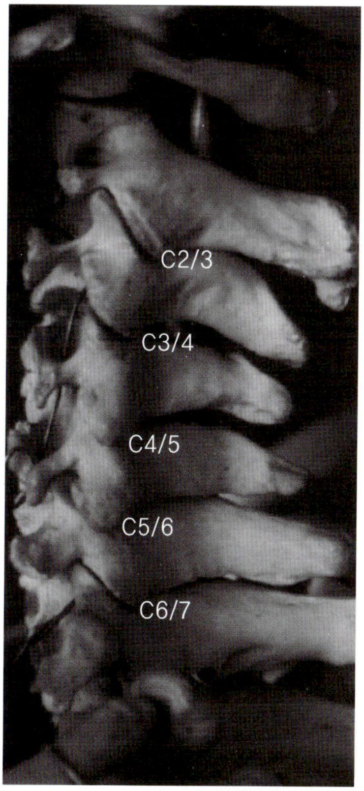

[그림 1] 뼈 표본에서의 경추추간관절 옆면

관절주의 가장 윗부분은 C2－3추간관절이고, 이 관절만 하나의 후지내측지(제 3후두신경)에서 지배. 다른 관절은 2개의 후지내측지에 의해 지배된다.

- C2－3추간관절(zygapophysial joint)은 제 3후두신경(제 3경신경 후지내측지의 천지) 만이 분포한다[1].
- C3－4부터 C6－7까지 4개의 추간관절은 척수신경후지내측지의 2개가 분포한다. 즉, C3－4 추간관절은 C3과 C4의 후지내측지가 분포한다.
- 제 3후두신경은 C3상관절돌기(superior articular process)를 돌아들어가면서 뒤쪽의 안으로 향한다.
- C3－6의 후지내측지는 관절주의 중앙(골성구)을 돌아들어가면서 뒤쪽의 안으로 향한다[2].
- C7의 후지내측지는 C7상관절돌기(superior articular process) 끝 레벨을 돌아들어가면서 뒤쪽의 안으로 향한다[2].

적응

경추추간관절증, 경견배부통, 경추성두통, 외상성 경부증후군

체위

블록할 쪽을 위로 한 측와위

초음파 탐색자의 위치와 방향

관절주 장축상

경추 옆면에서 관절주 장축에 평행으로 탐색자를 놓고, 관절주의 장축상을 묘출한다. 경추추간관절블록 또는 경신경후지내측지블록을 관절주 단축상으로 할 때 탐색자와 천자레벨의 위치를 결정하는데 사용한다[그림 2].

관절주 단축상

경추 옆면에서 관절주 장축에 교차하듯 탐색자를 놓고, 관절주의 단축상을 묘출한다. 실제 천자에서 사용한다[그림 3].

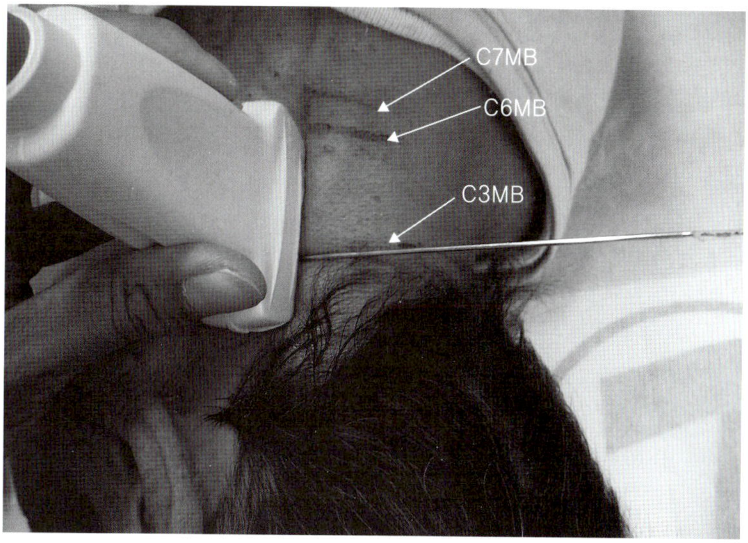

[그림 2] 후지내측지블록에서의 마킹

부지(Bougie)를 사용해 관절주 장축의 라인 및 후지내측지의 위치(추간관절블록의 경우는 추간관절의 위치)에 마킹한다.
MB : 후지내측지가 관절주를 횡단하고 뒤쪽으로 향하는 레벨

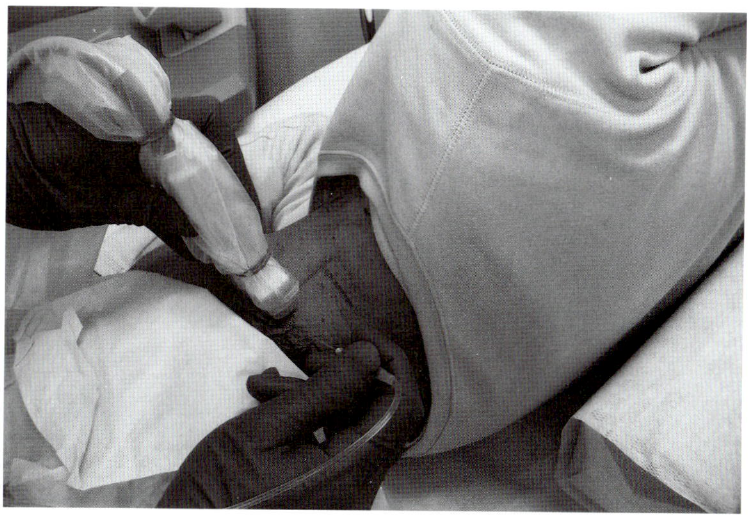

[그림 3] 초음파 탐색자 놓는 법 – 체표 랜드마크(후지내측지블록)

마킹한 위치에 탐색자를 놓고, 관절주의 단축상을 묘출한다.

초음파 탐색자 주파수

5－13MHz 직선형 탐색자(linear probe)

차단침 천자법

평행법

천자 전 초음파 영상 평가

관절주 장축상

① 관절주는 표면이 고에코성으로, 아래쪽에 음향음영을 동반하여 묘출된다.

② 관절주의 가장자리는 산(볼록한 곳)과 계곡(오목한 곳)이 이어진다. 산이 추간관절, 계곡은 관절주의 골성구(bony groove)로 후지내측지가 존재한다[3),4]. 가장 높은 곳에 있는 산이 C2－3 추간관절이다.

③ 후지내측지, 제 3후두신경은 1.0－2.0mm 정도의 저에코성 난원형을 나타낸다. 그 중에 고에코성의 작은 점을 동반한 것도 있다[그림 4, 5][3)].

관절주 단축상

1) 추간관절 블록(Zygapophysial joints block)

① 경추횡돌기후결절과 관절주 단축상이 함께 묘출되는 레벨에서 경추추간관절이 묘출된다.

② 관절주는 상하관절돌기가 겹쳐짐으로 모서리가 이중이 된다.

③ 후결절(posterior tubercle)의 앞쪽에 경신경근이 묘출된다[그림 6].

2) 후지내측지 블록

① 추골동맥(vertebral artery)과 관절주 단축상이 함께 묘출되는 레벨에서, 관절주는 골성구가 고에코성으로 묘출된다.

② 후지내측지는 동맥이 함께 주행한다. 굵은 동맥은 근수동맥(spinal artery)이 되기 때문에 컬러 도플러로 확인한다. 굵은 동맥이 존재할 때는 추간관절블록으로 바꾼다[그림 7].

차단침 사이즈

23G, 긴베벨 60mm의 차단침

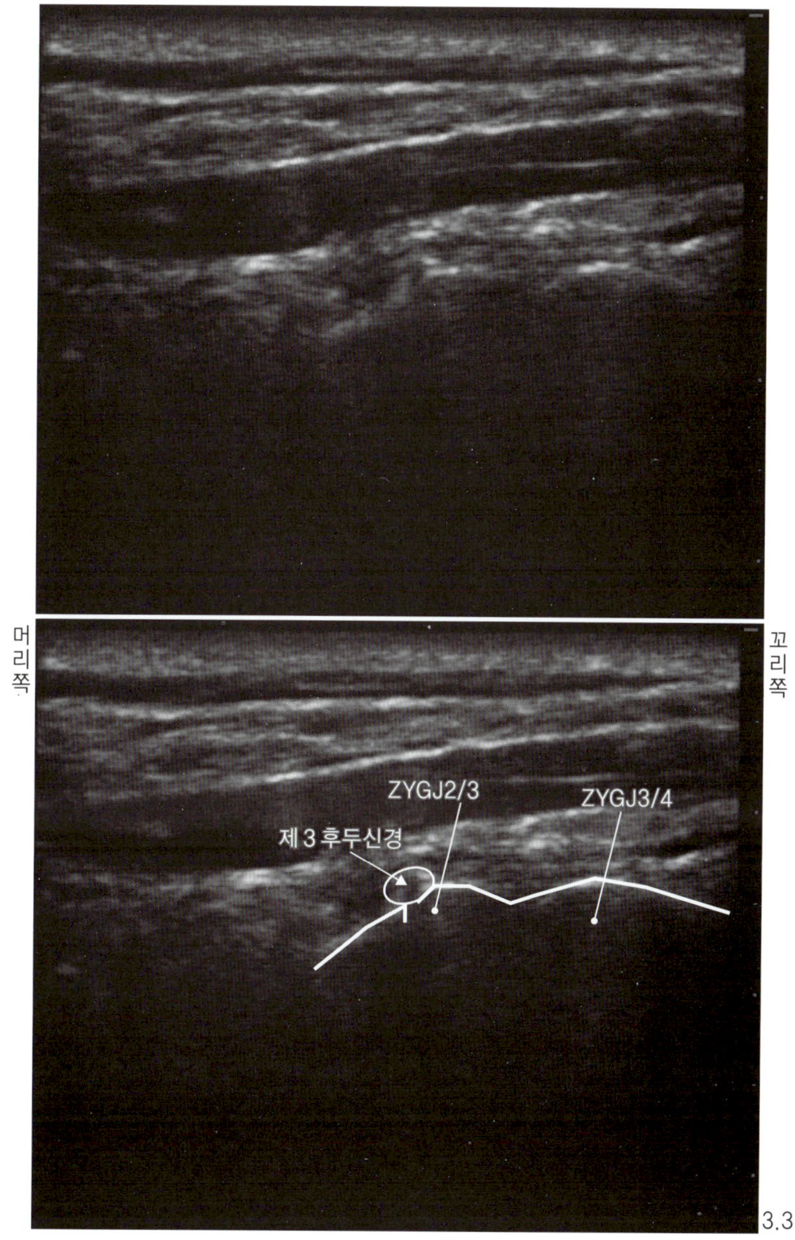

[그림 4] C2－3, C3－4 추간관절 장축상

ZYGJ 2/3 : C2－3 추간관절, ZYGJ 3/4 : C3－4 추간관절

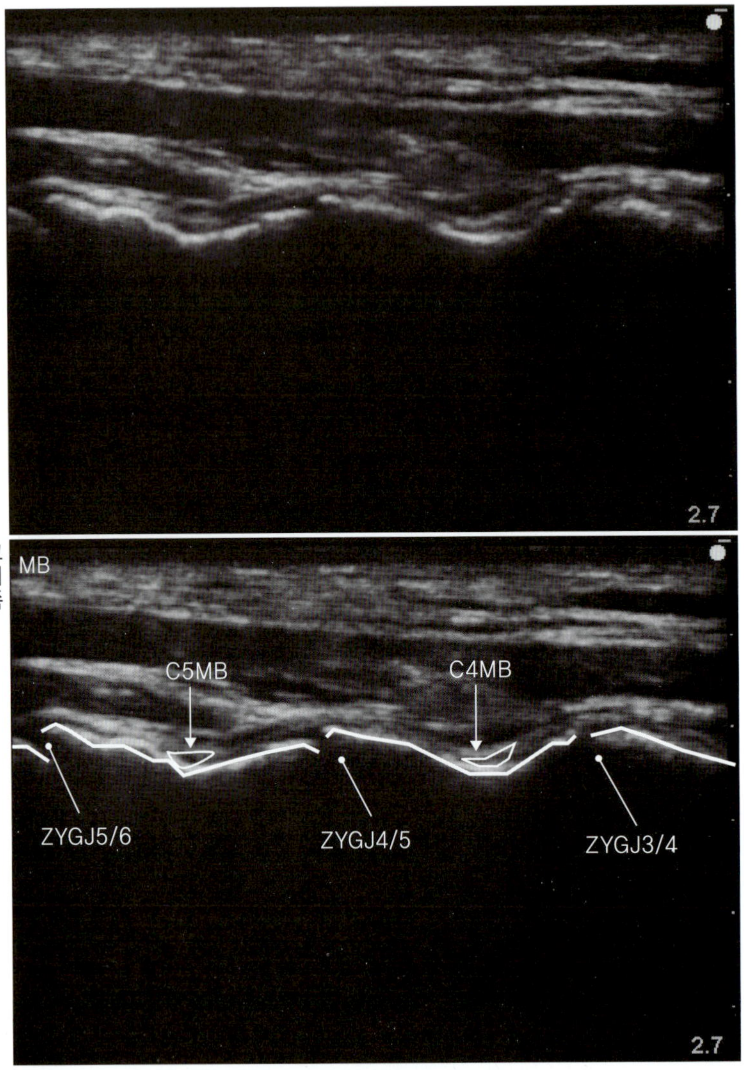

[그림 5] C3 – 4, C4 – 5, C5 – 6 추간관절장축상

ZYGJ3/4 : C3 – 4 추간관절, ZYGJ 4/5 : C4 – 5 추간관절
ZYGJ 5/6 : C5 – 6 추간관절, MB : 후지내측지

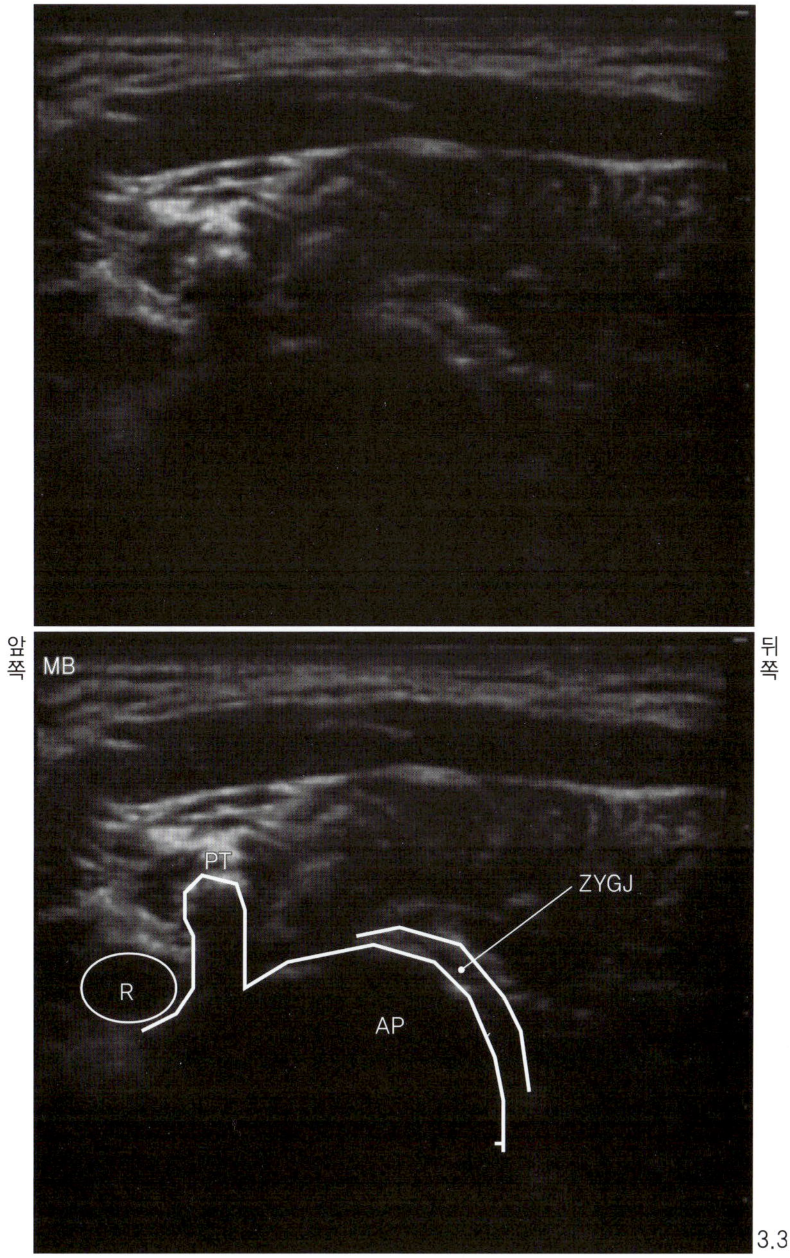

[그림 6] 천자 전 초음파 영상 · 해부(추간관절블록)

상하관절돌기에 의해 추간관절의 단축상에서는 관절주의 바깥쪽 모서리가 이중이 된다.
R : 신경근, PT : 횡돌기후결절, AP : 관절주, ZYGJ : 경추추간관절

신경근(nerve root) • 횡돌기후결절(transverse process posterior tubercle) • 관절주(articular process) • 경추추간관절(cervical zygapophysial joint)

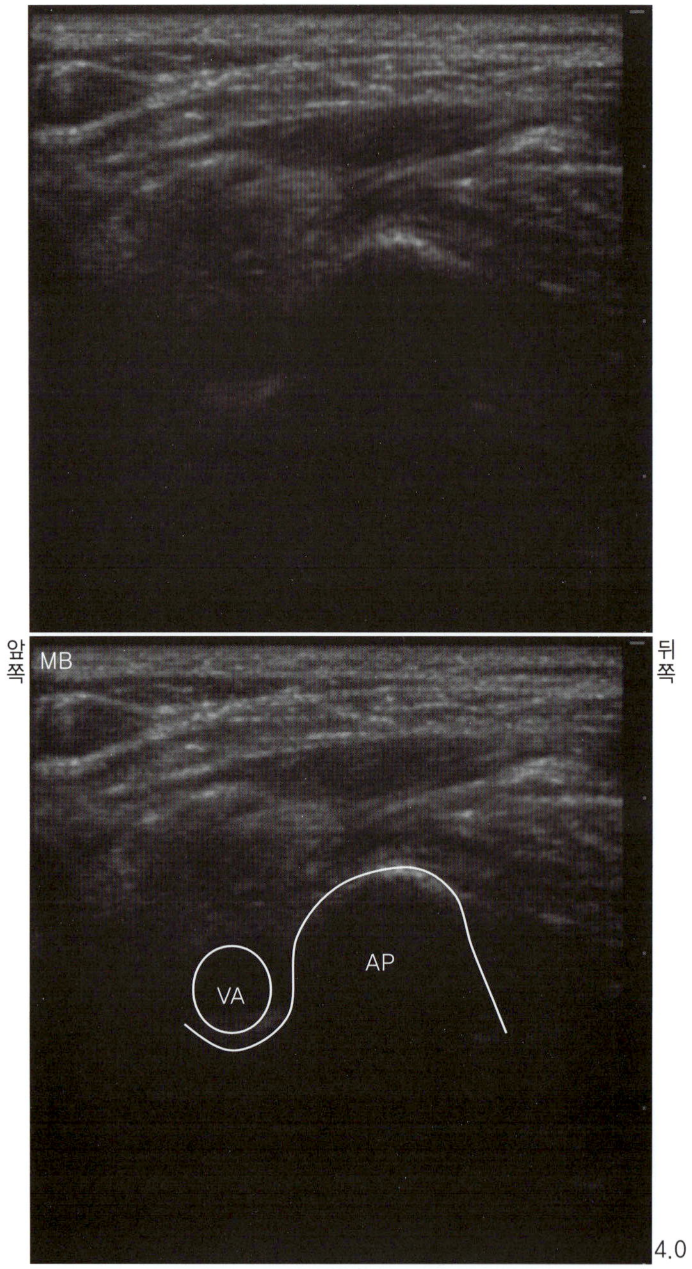

[그림 7] 천자 전 초음파 영상 · 해부(후지내측지 블록)

후지내측지 블록을 할 때 묘출하는 영상. 후지내측지는 동맥이 함께 주행하기 때문에 컬러 도플러로 확인한다.
VA : 추골동맥(vertebral artery), AP : 관절주

국소마취제 투여량

0.5 – 1.0% 리도카인 0.5 – 1.0ml와 수용성 스테로이드

실제 수기와 프로토콜

① 클립과 펜을 사용해 경추추간관절 장축상을 묘출하고 마킹한다. 먼저 관절주의 장축에 선을 그린다. 그리고 클립을 탐색자와 피부 사이에 끼우고 머리쪽에서 꼬리쪽으로 움직이면 클립의 음향음영이 나타난다. 이 음향음영의 위치를 지표로 해서 추간관절블록을 시행할 때는 산(볼록한 곳)에, 후지내측지블록을 시행할 때는 계곡(오목한 곳)에 마킹을 한다[그림 2].

② 마킹한 위치에 탐색자를 놓고, 관절주 단축상을 묘출한다.

③ 평행법으로 뒤쪽에서 앞쪽을 향해 바늘을 삽입한다.

④ 관절주 옆면에 바늘 끝이 닿으면 삽입을 멈춘다. 추간관절블록을 할 때는 관절 안에 바늘 끝이 들어가는 감각이 느껴진다[그림 8]. 후지내측지블록일 때는 뼈 표면에 닿는 감각이 느껴진다.

⑥ 혈액이 역류하지 않는 것을 확인하고, 국소마취제 삽입은 보조자에게 맡긴다. 관절주 주위에서 국소마취제가 퍼지는 것을 확인한다[그림 10, 11].

합병증

후지내측지블록을 시행할 때는 함께 주행하는 동맥을 손상시킬 우려가 있다.

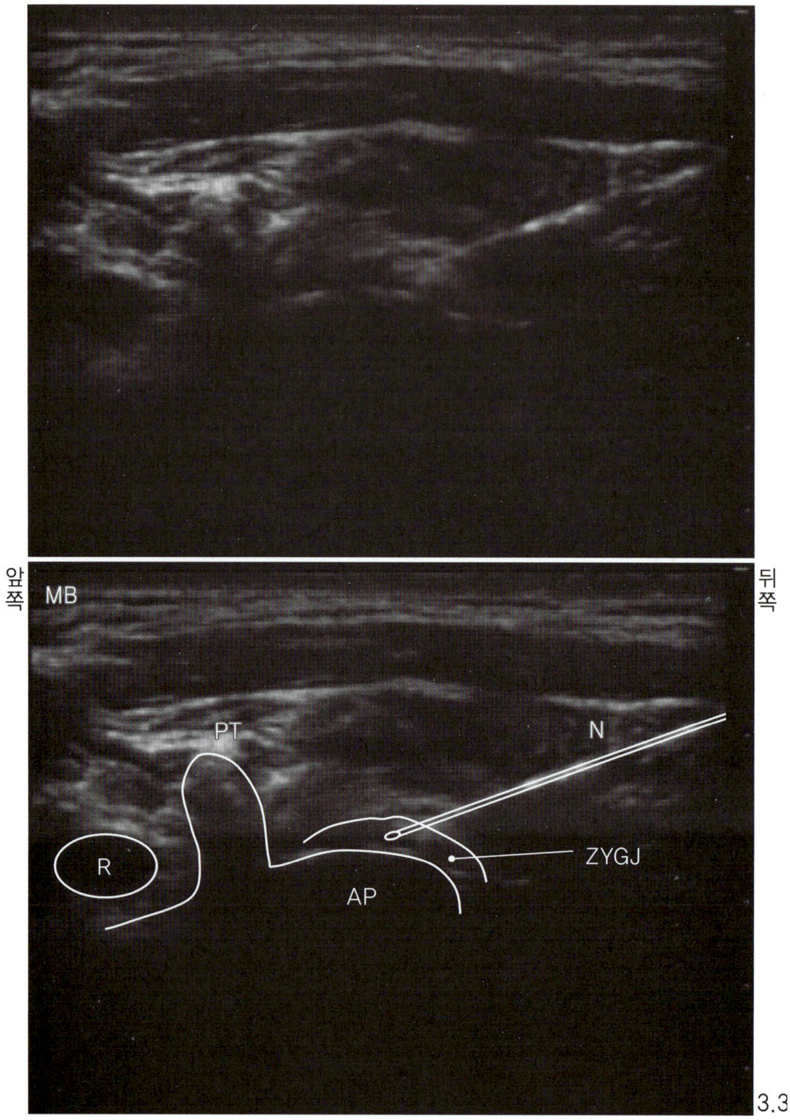

[그림 8] 차단침 천자 시의 초음파 영상(경추추간관절블록)

R : 경신경근, PT : 횡돌기후결절, AP : 관절주, ZYGJ : 경추추간관절, N : 차단침

경신경근(cervical nerve root) • 횡돌기후결절(transverse process posterior tubercle) • 관절주(articular process) • 경추추간관절(cervical zygapophysial joint)

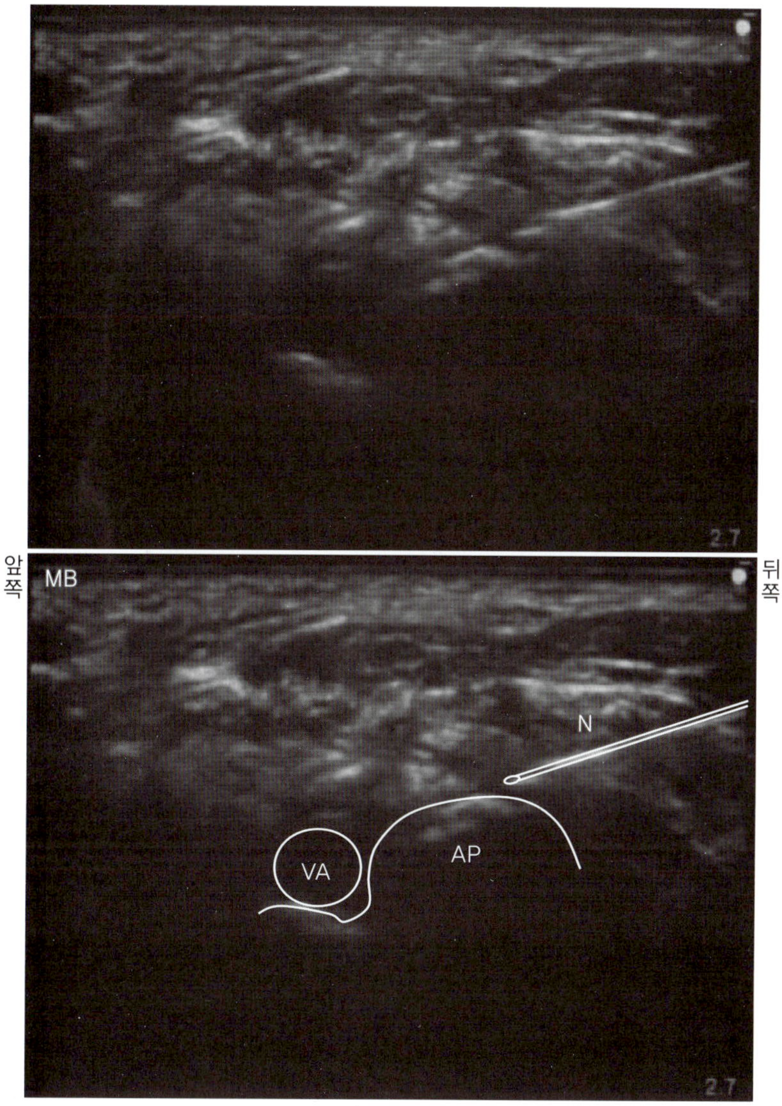

[그림 9] 차단침 천자시 의 초음파 영상(후지내측지블록)

VA : 추골동맥(vertebral artery), AP : 관절주, N : 차단침

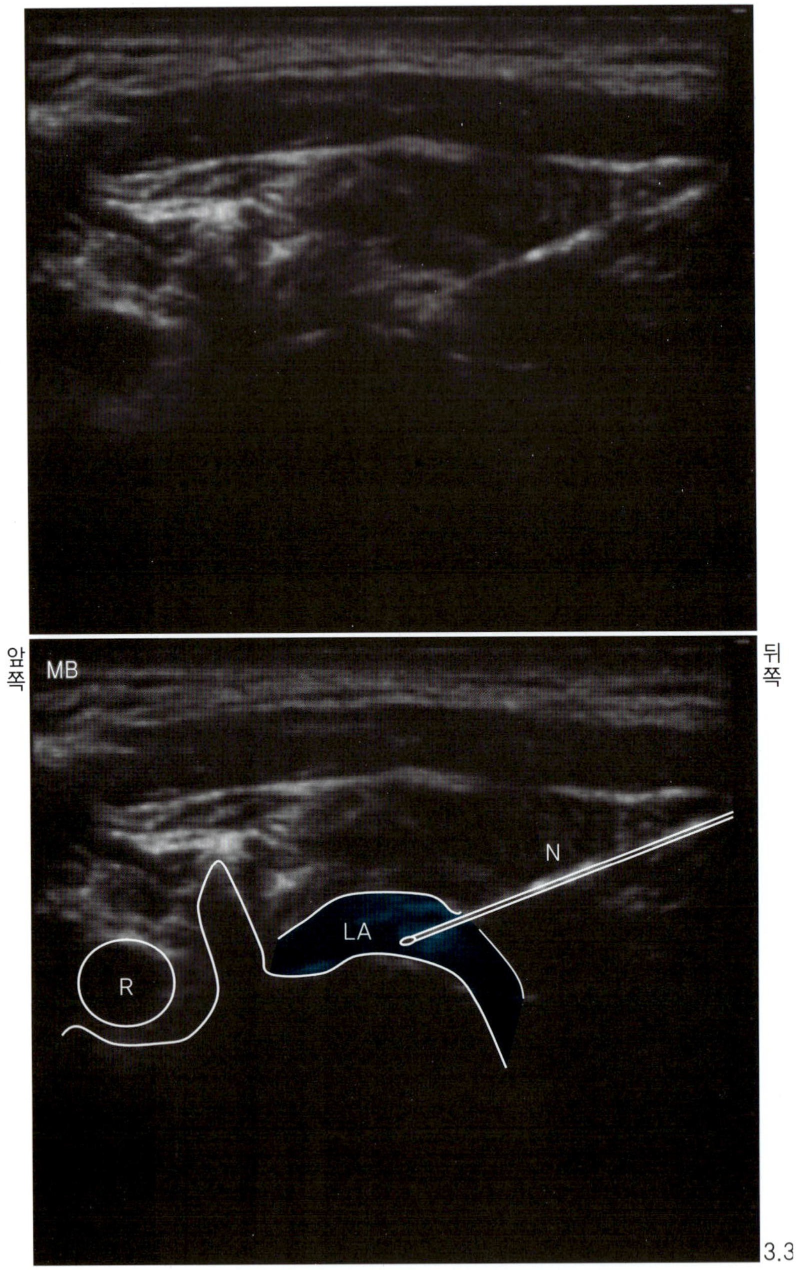

[그림 10] 국소마취제 주입 후의 초음파 영상(경추추간관절블록)

R : 경신경근, N : 차단침, LA : 추간관절 안에서 국소마취제가 퍼지는 모습

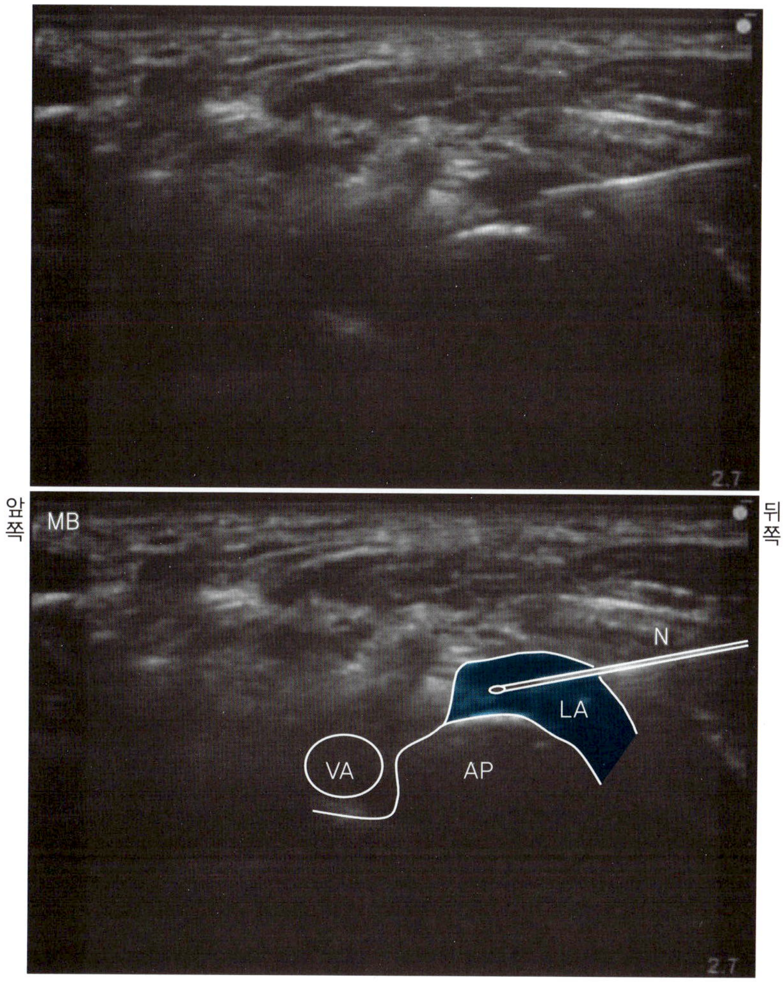

[그림 11] 국소마취제 주입 후의 초음파 영상(후지내측지블록)

VA : 추골동맥(vertebral artery), AP : 관절주, N : 차단침
LA : 골성구(bony groove)를 따라 퍼지는 국소마취제

시술 요령

1) 천자하기 전에 피부에 표시를 해두면 신속하게 천자 부위를 판단할 수 있다.
2) 13MHz까지의 고주파 직선형 탐색자(linear probe)로는 제 3후두신경이나 후지내측지를 확인하기 어렵기 때문에, 후지내측지를 블록할 때는 관절주 옆면의 골성구에 바늘끝을 놓는 것을 목표로 정한다.
3) 15Hz의 고주파 직선형 탐색자(linear probe)를 사용하면 제 3후두신경, 후지내측지를 보다 명료하게 묘출할 수 있다. 그 경우, 관절주 장축상인 상태로 교차법으로 후지내측지 블록을 시행할 수도 있다. 혈관, 기관, 식도 등의 위험한 경부구조물은 관절주보다 앞쪽에 위치하기 때문에, 관절주 장축상의 교차점에서는 바늘을 앞쪽에서 뒤쪽을 향해 삽입한다.

참고문헌

1) Eichenberger U, Greher M, Kapral S, et al. Sonographic visualization and ultrasound-guided block of the third occipital nerve ; prospective for a new method to diagnose C2-C3 zygapophysial Joint pain. Anesthesiology 2006;104:303-8.
2) Zhang J, Tsuzuki N,Hirabayashi S, et al. Surgical anatomy of the nerves and muscles in the posterior cervical spine; a guide for avoiding inadvertent nerve injuries during the posterior approach. Spine(phila Pa 1976) 2003;28:1379-84.
3) Andreas Siegenthaler, Samer Narouze. Eichenberger U. Ultrasound-guided third occipital nerve and cervical medical branch nerve block. Techniques in Regional Anesthesia and pain Management 2009;128-32.
4) Boguk N. The clinical anatomy of the cervical dorsal rami. Spin(Phila Pa 1976) 1982;7: p.319-30

6 대후두신경블록(greater occipital nerre block)

해부

- 대후두신경은 제 2경신경의 두꺼운 후지이고, 환추와 하두사근(inferior oblique capitis muscle) 사이로 나와 승모근(trapezius muscle)을 관통, 항근군(meck muscle group) 및 후두의 피부에 분포한다[그림 1]. 이 신경은 상항선상(superior nuchal line)에서 대후두결절의 2－3cm 바깥쪽을 상행하고, 그 바깥쪽에 후두동맥이 함께 주행한다. 그러므로 종래의 랜드마크법으로 이 신경을 블록할때는 박동이 있는 안쪽에 국소마취제를 주입하는 것이 일반적이다[1)~2)].

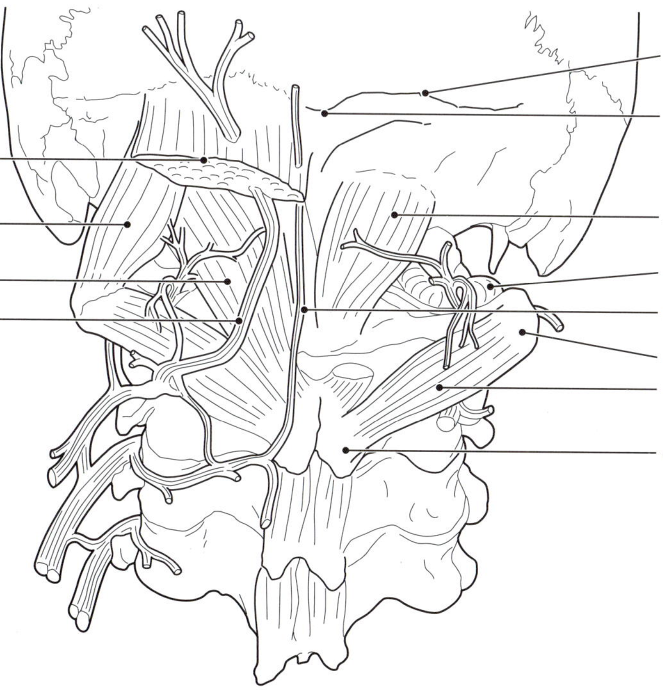

[그림 1] 대후두신경(greater occipital nerve block) 주변의 해부

제 2경신경후지이고, 환추와 하두사근 사이로 나와 승모근(trapezius muscle)을 관통, 항근군(meck muscle group) 이외에 후두의 피부에 분포

두반극근(semispinalis capitis muscle) • 소후두직근(rectus capitis posterior minor muscle) • 대후두직근(rectus capitis posterior major muscle) • 추골동맥(vertebral artery) • 대후두신경(greater occipital nerve) • 횡돌기(transverse process) • 극돌기(spinous process) • 상항선(superior nuchal line) • 하두사근(inferior oblique capitis muscle) • 상두사근(superior oblique capitis muscle) • 외후두융기(external occipital protuberance)

- 여기에서 소개하는 초음파 유도 하 블록법은 이 신경을 중추쪽에서, 상경부의 하두사근의 표면을 교차하는 위치에서 확인하고 블록한다[3]. 다른 초음파 해부는 하두사근, C2의 극돌기(spinous process), C2추궁면 등의 묘출이 필요하지만, 초음파 장치의 기능 향상에 따라 이러한 구조물의 감별이 가능해졌다. Eichenberger 등은 해부용 사체를 이용해 이 새로운 접근법의 편리성을 보고했다[4].

적응

후두부 영역의 통증, 긴장성두통, 경견완증후군, 외상성경부증후군, 경추증을 동반한 후두부통증에 적응[1)~2)], 대후두신경통 진단[4].

체위

좌위에서도 가능하지만 복와위를 권장한다.

초음파 탐색자의 위치와 방향

환측의 C2 극돌기와 C1 횡돌기의 피부 위를 연결하는 방향([그림 2] : A－B)으로 탐색자를 위치시킨다. 하두사근의 장축 방향으로 탐색자를 놓는다[그림 2].

초음파 탐색자 주파수

고주파(10－14MHz)의 직선형 탐색자(linear probe)

차단침 천자법

평행법 또는 교차법으로 바깥쪽에서 정중앙으로 차단침을 전진시킨다.

천자 전 초음파 영상 평가

하두사근은 C2극돌기(spinous process)에서 시작해 C1횡돌기(transverse process)에서 멈춘다. 대후두신경(greater occipital nerve block)은 이 하두사근의 등쪽과 두반극근(semispinalis capitis muscle) 사이를 교차하여 주행한다.

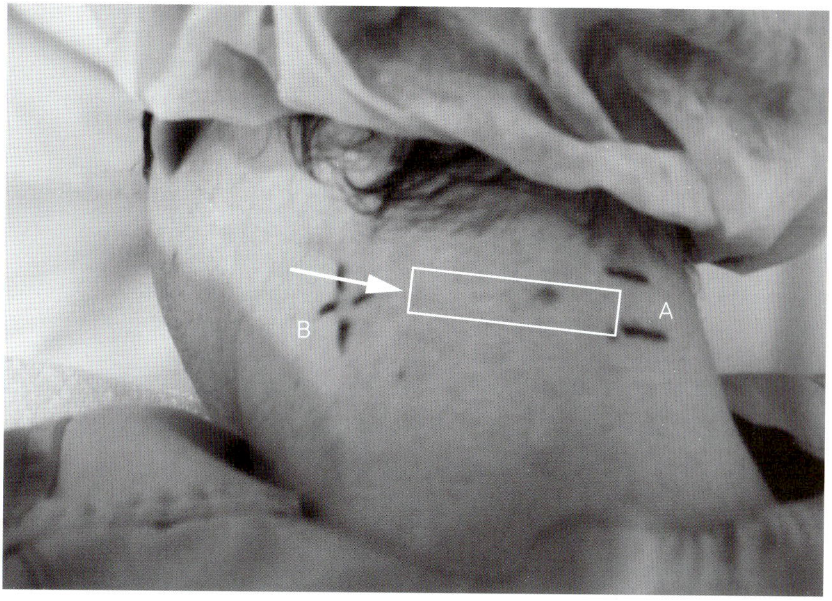

[그림 2] 초음파 탐색자 놓는 법 – 체표 랜드마크 · 차단침의 천자 방법

C2극돌기(spinous process) 위의 점 A와 C1횡돌기(transverse process) 위의 점 B를 연결한 선 위에 탐색자를 놓는다. A는 초음파 영상에서 쉽게 감별되지만, B점은 확인하기 어려울 때도 있다(유양돌기의 1cm정도 아래쪽).

▭ : 탐색자의 위치와 방향　　⇨ : 차단침의 천자 방향

① 환자는 복와위에서 가볍게 전굴위를 취하고 유돌동(mastoid antrum)부터 꼬리쪽의 피부를 노출

② 후경부 한 가운데를 후두골의 바로 아래에서 수평단면 방향으로 스캔하고, C1후결절(posterior tubercle), C2극돌기(spinous process)의 순서로 위치를 확인. C2극돌기(spinous process) 는 끝부분이 2개로 갈라져서 갑충류의 뿔모양의 특색 있는 구조로, 초음파 영상에서 갈라지는 표면이 고에코성으로 묘출된다([그림 2] : A점, [그림 3]).

③ 초음파 탐색자를 C1후결절(posterior tubercle)에서 시상단면으로 두고 후궁을 따라 바깥쪽으로 천천히 스캔한다. 뼈 표면의 음향음영이 소실되는 위치가 C1횡돌기(transverse process)에 해당([그림 2] : B점).

④ 피부 위에 표시한 A–B선 위에 탐색자를 놓고 하두사근 장축상을 묘출한다. 피부 표면에서 피하조직 → 승모근(trapezius muscle) → 두반극근(semispinalis capitis muscle) → 하두사근 → 축추추궁판(lamina of vertebral arch)의 순서[그림 4].

⑤ 대후두신경(greater occipital nerve)은 하두사근(inferior oblique capitis muscle) 아래

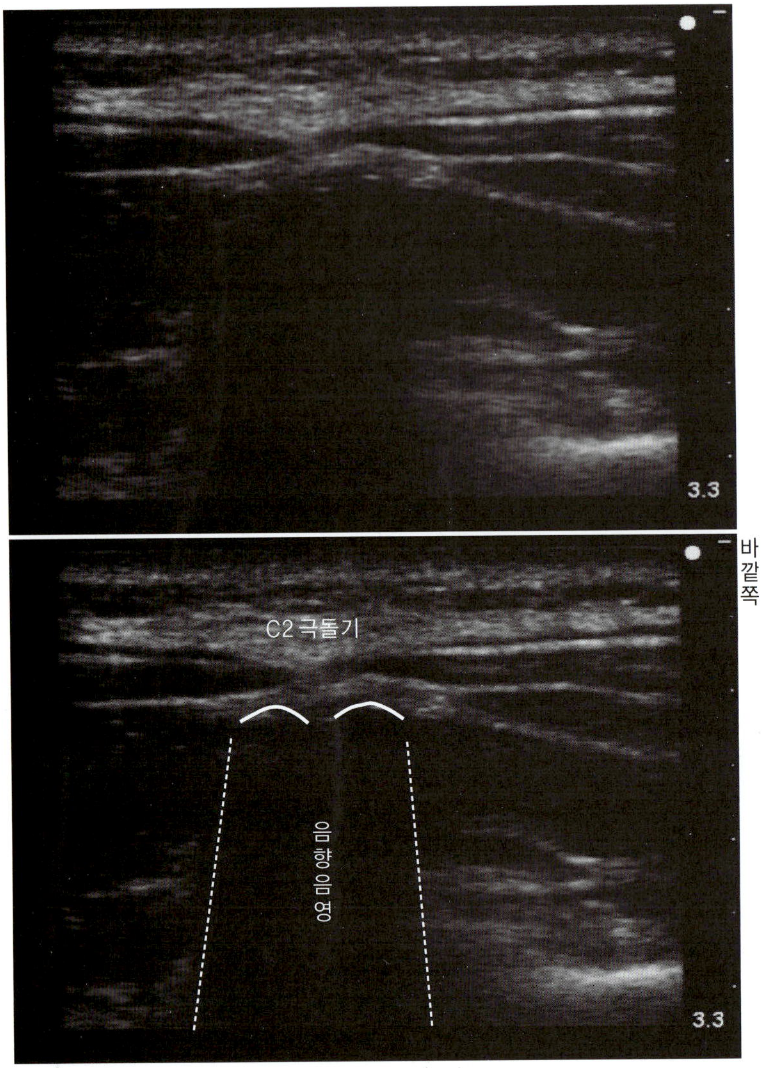

[그림 3] 천자 전 초음파 영상(C2극돌기)

경부 뒤쪽에서 수평으로 탐색자를 놓고 두 개로 갈라진 극돌기(갑충류의 뿔과 같은 모양)의 표면이 푹 파지는 모양을 하고 휘도가 높은 선으로 묘출(하얀 선). 그 뒤쪽(앞쪽)은 음향음영이 된다. 양쪽에 두반극근(semispinalis capitis muscle), 하두사근(inferior oblique capitis muscle)의 근막이 붙는다.

극돌기(spinous process) • 두반극근(semispinalis capitis muscle)

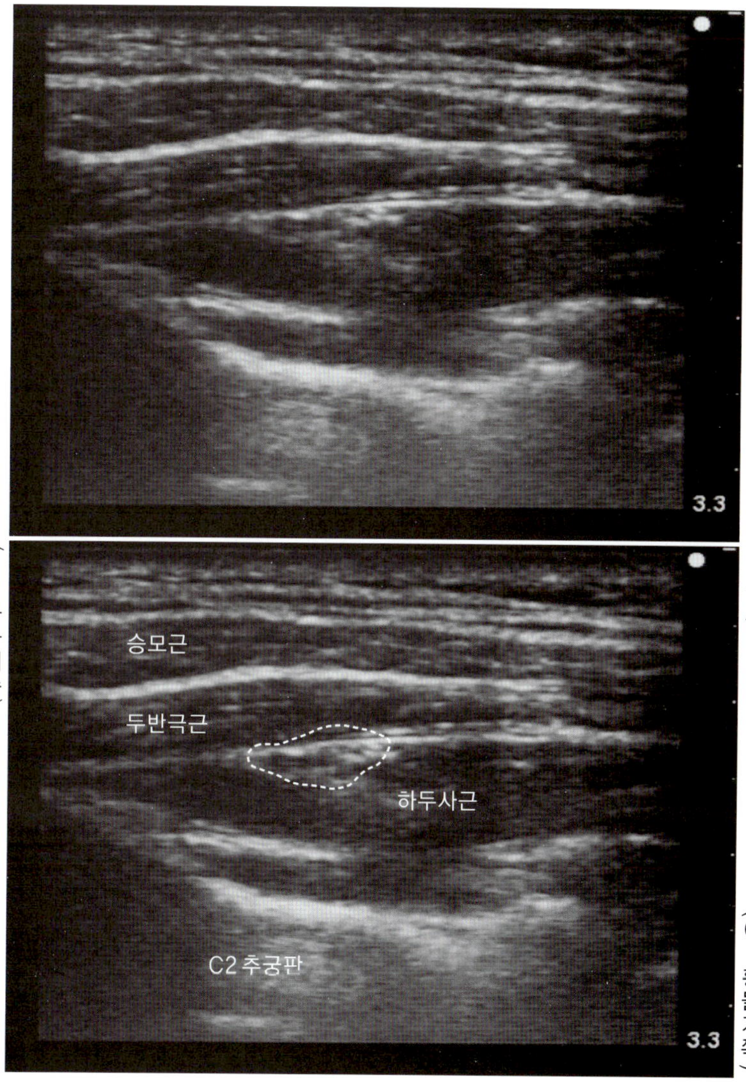

[그림 4] 천자 전 초음파 영상 · 해부

음향음영을 이룬 골성구조의 C2추궁판(lamina of vertebral arch)의 뒤쪽에 하두사근, 두반극근(semispinalis capitis muscle), 승모근(trapezius muscle)의 순서로 근육층이 겹친다. 두반극근(semispinalis capitis muscle)과 하두사근 사이에 방추 모양의 고에코성 구조를 묘출할 수 있지만, 신경의 주행은 추적할 수 없다. 하얀점의 선 안에 신경을 포함한 구조가 있다.

승모근(trapezius muscle) • 두반극근(semispinalis capitis muscle) • 하두사근(inferior oblique capitis muscle) • 추궁판(lamina of vertebral arch) • 횡돌기(transverse process)

쪽 모서리에서 근막위를 머리쪽, 안쪽으로 교차해 주행한다. 두반극근(semispinalis capitis muscle)과 하두사근(inferior oblique capitis muscle) 사이에 방추 모양의 고에코성 구조를 묘출할 수 있지만, 신경을 추적하는 것은 어렵다. Eichenberger의 보고에 따르면, 대후두신경(greater occipital nerve)은 가로 직경 4.0mm, 세로 직경 1.8mm 전후로, 피부 표면에서 9.8−29.0mm의 위치에서 묘출된다.

⑥ 바깥쪽을 상세하게 스캔하고 하두사근(inferior oblique capitis muscle)의 바깥쪽에서 추골동맥(vertebral artery)의 박동 또는 컬러 도플러로 혈류를 확인

차단침 사이즈

22G, 27mm의 차단침

국소마취제 투여량

1−05%리도카인 또는 카르보카인 2−4ml. 필요에 따라 덱사메타손을 적당량 첨가. 진단 목적으로 이 신경의 선택적 블록을 시행할 경우, 최소한의 양을 사용[4] (0.1ml).

실제 수기와 프로토콜

① 초음파 영상에서 하두사근(inferior oblique capitis muscle) 장축상과 축추추궁판을 확인

② 대후두신경(greater occipital nerve block)층을 확인하고 하두사근(inferior oblique capitis muscle)을 놓치는 일이 없도록 조절

③ 차단침을 탐색자의 B점 쪽에서 A점쪽을 향해, 피하에 천자하고 평행법으로 전진시킨다.

④ 두반극근(semispinalis capitis muscle)과 하두사근(inferior oblique capitis muscle) 근층 사이로 차단침 끝을 신중하게 유도하고, 근막을 관통하는 느낌이 있을 때 차단침을 멈춘다(대후두신경을 확인하지 못할 때는 차단침 끝을 두반극근의 근막 사이에 두고 약물을 주입).
근막 사이로 신경을 확인할 수 있을 때는 신경을 피해 차단침을 유도[그림 5].

⑤ 혈액이 역류하지 않는 것을 확인하고, 국소마취제를 소량 주입(약 0.5ml).
근막 사이로 약물이 퍼지도록 차단침 끝을 미세하게 조정해서 0.5−1.0ml씩 주입

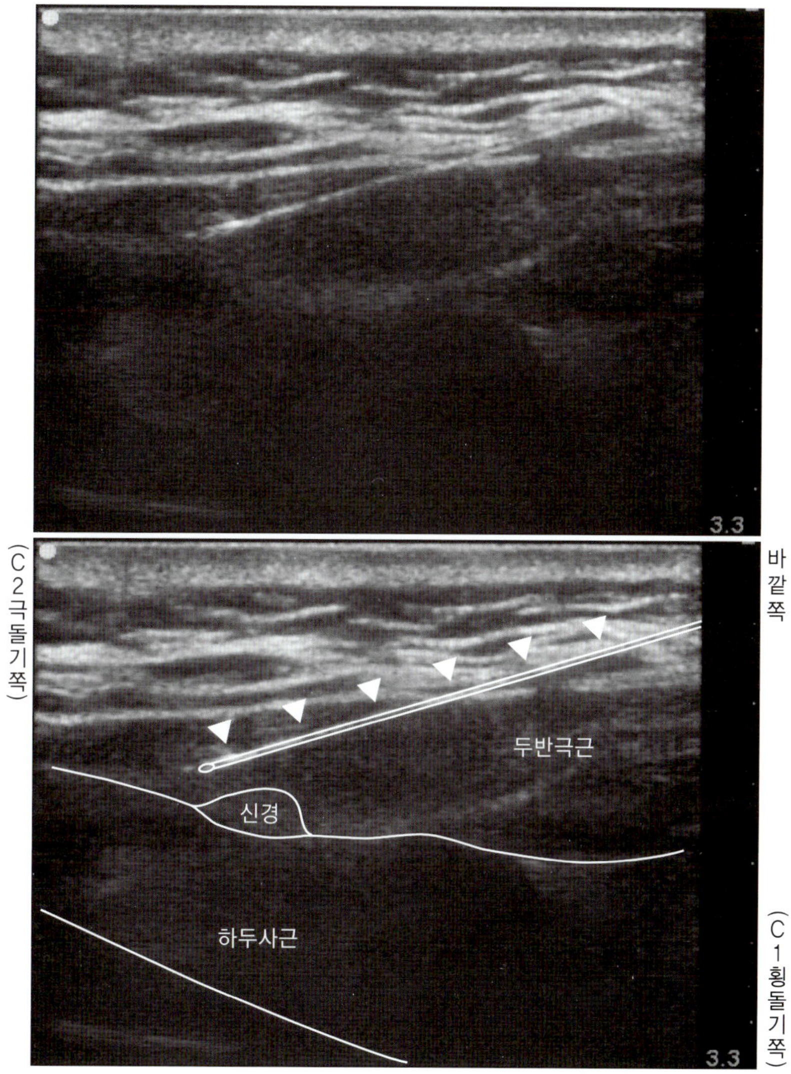

[그림 5] 차단침 천자 시의 초음파 영상

바깥쪽(C1 횡돌기쪽)에서 차단침(23G 바늘)을 C2 추궁판(lamina of vertebral arch) 방향으로 천자한다. 차단침 끝의 위치는 두반극근(semispinalis capitis muscle)의 근막 위

두반극근(semispinalis capitis muscle) • 하두사근(inferior oblique capitis muscle)

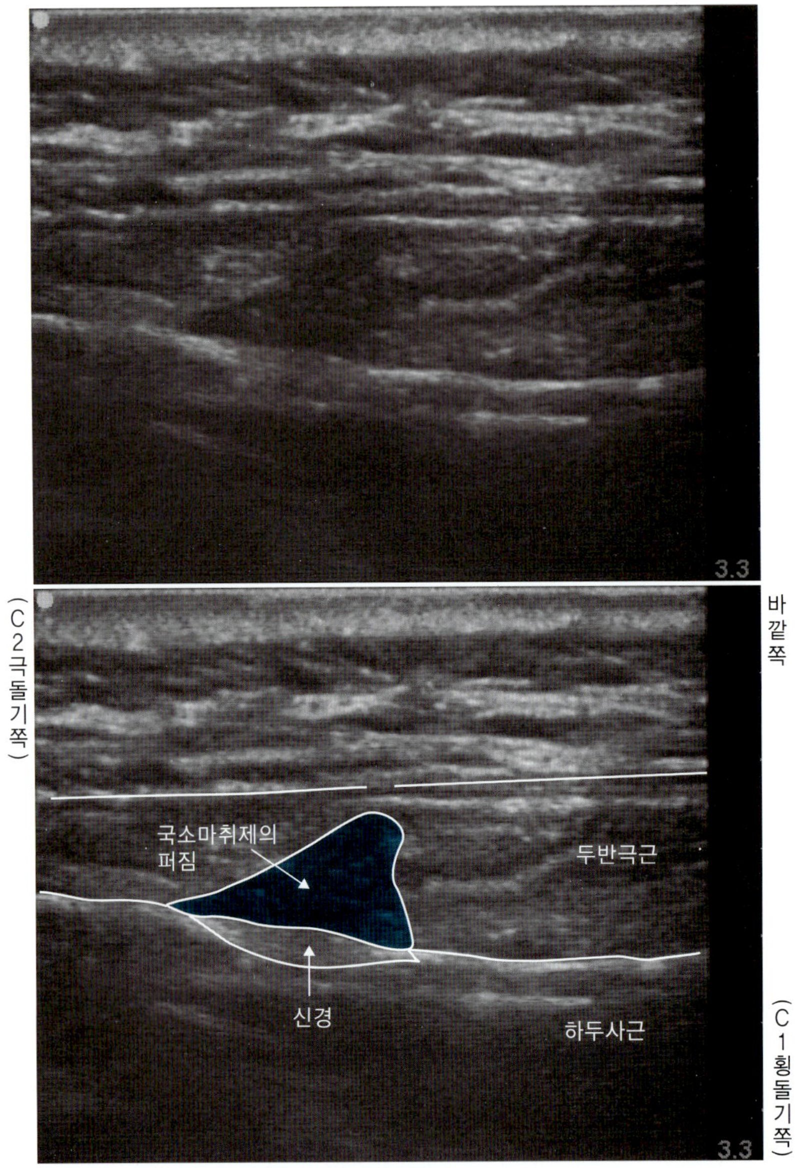

[그림 6] 국소마취제 주입 후의 초음파 영상

두반극근(semispinalis capitis muscle)과 하두사근(inferior oblique capitis muscle) 사이로 국소마취제를 주입한 직후. 국소마취제가 퍼지는 아래쪽으로 방추 모양의 신경을 포함한 구조를 확인

두반극근(semispinalis capitis muscle) • 하두사근(inferior oblique capitis muscle)

⑥ 두반극근(semispinalis capitis muscle)과 하두사근(inferior oblique capitis muscle) 사이로 국소마취제가 퍼지는 것을 확인하고 종료[그림 6].

시술 요령

1) C1 횡돌기(transverse process)의 위치를 알기 어려울 때는 C2 극돌기(spinous process)의 위치를 축으로 탐색자를 회전시켜 하두사근(inferior oblique capitis muscle) 장축을 묘출. 또 하두사근(inferior oblique capitis muscle)은 머리를 회선하면 수축
2) 초음파 영상에서 하두사근(inferior oblique capitis muscle) C2 추궁판(lamina of vertebral arch)이 겹치는 위치에서 천자 혹 하두사근(inferior oblique capitis muscle)을 잘못 관통해도 추궁판(lamina of vertebral arch)에 의해 보호될 가능성이 크다.
3) 신경이 명료하게 묘출되지 않을 때는 두반극근(semispinalis capitis muscle) 및 하두사근(inferior oblique capitis muscle)의 근막 사이로 국소마취제를 주입.
4) 하두사근(musculus obliquus capitis inferior)의 머리쪽으로 추골동맥(vertebral artery)이 주행하기 때문에 미리 스캔하는 단계에서 반드시 위치를 확인

합병증

추골동맥(vertebral artery)천자, 혈종, 지주막하천자 등

참고문헌

1) 增田 豊, 岡本健一郎. 後頭神経ブロック. 苦彩文吉監 ペイソクリニック 神経ブロック法. 東京:医學書院;2000. p.74-76
2) Rathmell JP, Pollck JP. Occioital nerve block. In; Hadzic A, editor.Text book of regional anesthesia and acute pain management. New York;McGrew Hill medical;2007. p.324-6.
3) Eichenberger U. Ultrasound imaging of cervical spine and ultrasound-guided blocks in this region. International Symposium and Paravertebral Sonography for Anesthesia and pain

Medicine. Text book for work shop 2009 Hong Kong. p.17-20.

4) Greher M, Moriggl B, Curatolo M,et al. Sonographic visualization and ultrasound-guided blockade of the greater occipital nerve:a comprarison of two seletive techniques confirmed anatomical dissection. Br J Anesthesia 2010;104:637-42.

2 흉추(thoracic vertebra)와 흉추주위영역

1 척추 주위신경(늑간신경)블록

해부 [그림 1]

- 척수신경은 추간공에서 척추 주위공간으로 나온다. 척추 주위공간은 앞쪽은 벽측흉막, 뒤쪽은 내늑간막과 상늑횡돌인대, 안쪽은 추체와 추간공으로 둘러싸인 쐐기 형태의 공간이 된다[1].

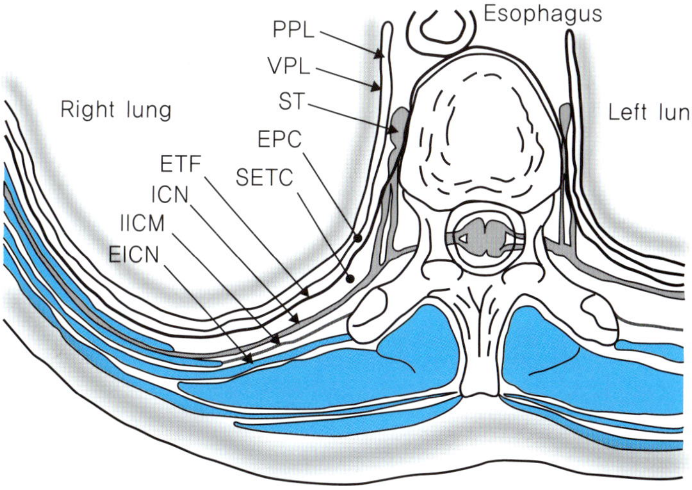

[그림 1] 척추 주위공간의 해부

PPL(Parietal pleura) : 벽측흉막, VPL(visceral pleura) : 장측흉막, ST(Sympathetic trunk) : 교감신경간, EPC(extrapleural compartment) : 흉막외공간, SETC(extrernal thoracic compartment) : 흉내근막하공간, ETF(external thoracic fascia) : 흉내근막, ICN(intercostal nerve) : 늑간신경, IICM(Internal intercostal membrane) : 내늑간막, EICM(external intercostal membrane) : 외늑간막

- 척추 주위공간은 지방조직이 메우고 있는데, 척수신경뿐 아니라 늑간동정맥, 흉부교감신경간과 척수신경의 연락로인 백색 교통지(communicating branch)와 회백색 교통지가 있다.
- 척추 주위공간은 흉내근막을 경계로 앞쪽의 흉막외공간(extrernal thoracic compartment), 뒤쪽의 흉내근막하공간(external thoracic fascia)으로 나뉜다. 흉막외공간은 실질적으로 두껍지 않아 척추 주위공간은 흉내근막하공간이 차지하고 있다.
- 척추강은 안쪽에서는 추간공을 중간에 두고 경막외강과, 앞쪽에서는 종격을 중간에 두고 반대쪽의 척추강과, 바깥쪽에서는 늑간신경과 늑간동정맥이 주행하는 공간(이 공간은 늑간극의 일부로, 해부학적으로는 명칭이 없다. 여기서는 편의상 늑간신경혈관격이라고 부르기로 한다)으로 이어진다.
- 내늑간근은 전흉벽에서는 근조직으로 존재하지만, 후흉벽에서는 늑골각부터 안쪽에서 막으로 변해 내늑간막이 된다. 내늑간막은 상극횡돌인대와 이어져있다.
- 외늑간막은 전흉벽에서는 전액와선부터 앞쪽에서는 막으로 변해 외늑간막이 되지만, 후흉벽에서는 근조직으로서 존재한다.

적응

개흉술, 대상포진, 대상포진후 신경통, 늑간신경통, 전복벽통증, 내장통

체위

측와위 또는 복와위

초음파 탐색자의 위치와 방향

직선형 탐색자(linear probe)를 늑골(rib)과 평행이 되도록 횡돌기(transverse process) 사이에 놓고, 척추강에서 늑간신경혈관격으로 이동하는 부분의 수평단면상을 묘출한다[그림 2].

초음파 탐색자 주파수

7.0 – 14MHz의 직선형 탐색자(linear probe)
비만한 환자에서는 3.5 – 5MHz의 곡선형 탐색자

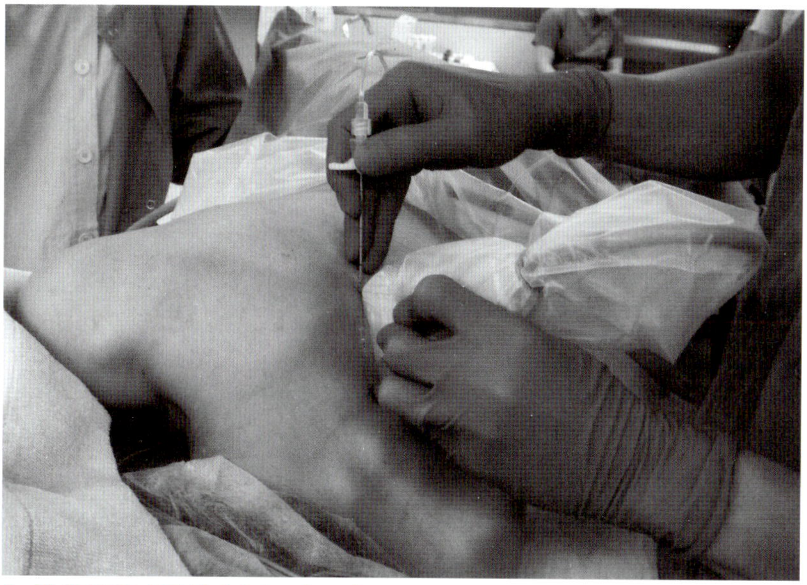

[그림 2] 초음파 탐색자 놓는 법 – 체표 랜드마크

늑골(rib)에 평행이 되도록, 위아래 이웃한 횡돌기(transverse process) 사이로 직선형 탐색자를 놓는다. 차단침은 탐색자의 바깥쪽에서 안쪽을 향해 삽입한다.

차단침 천자법

평행법

천자 전 초음파 영상 평가 [그림 3]

① 횡돌기(transverse process)는 볼록 튀어나온 형태로 고에코성으로 묘출되고 음향음영을 동반한다.

② 횡돌기(transverse process)의 바깥쪽으로는 외늑간근(external intercostal muscles)이 묘출된다.

③ 외늑간근의 안쪽 경계가 내늑간막(Internal intercostal membrane)이다.

④ 흉막은 고에코성으로 호흡에 따라 움직이고 있다.

⑤ 늑간신경혈관틈에서 척추 주위공간까지 연속되는 부분은 내늑간막과 흉막에서 좁혀진 공간으로서 묘출된다.

⑥ 척수신경(늑간신경)은 묘출되지 않는다.

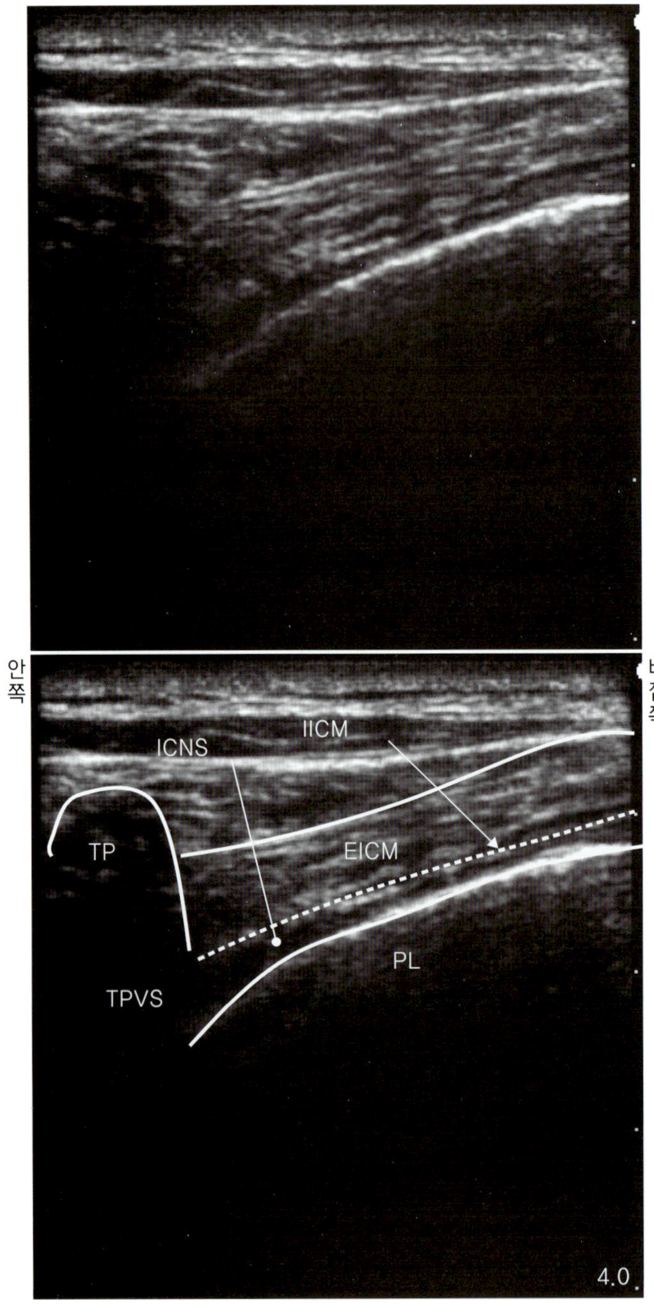

[그림 3] 천자 전 초음파 영상 · 해부

TP : 횡돌기(transverse process), EICM : 외늑간근, IICM : 내늑간막,
ICNS : 늑간신경혈관격, TPVS : 흉부척추강, PL : 흉막

차단침 사이즈

20G, 80mm의 Tuohy 바늘

국소마취제 투여량

0.15－0.5% 로피바카인 15－20ml

실제 수기와 프로토콜(protocol)[2)]

① 쇄골 중앙선(middle clavicular line)상의 시상단에서 늑골(rib)을 묘출하고, 제 1늑골(rib) 또는 제 12늑골(rib)부터 헤아려서 천자 레벨을 확인한다.

② 직선형 탐색자(linear probe)를 늑골(rib)과 평행이 되도록 횡돌기(transverse process) 사이에 놓고, 척추주위 빈곳에서 늑간신경혈관틈으로 이동하는 부분의 수평단면상을 묘출한다.

③ 1inch, 25G의 가는 바늘을 사용해 삽입경로를 따라 1%리도카인 5ml로 침윤마취를 한다. 이 때 삽입점이 바른지를 확인해둔다.

④ 탐색자의 바깥쪽에서 평행법으로 Tuohy 바늘을 삽입한다. 베벨은 탐색자의 피부 접착면을 향하게 두면 바늘 끝이 묘출되기 쉽다.

⑤ Tuohy 바늘 끝이 횡돌기(transverse process)의 바로 바깥쪽에서 내늑간막을 관통하면 삽입을 멈춘다.

⑥ 혈액이 역류하지 않는 것을 확인하고, 보조자에게 0.2% 로피바카인 15－20ml를 천천히 분할해서 주입하게 한다. 흉막이 국소마취제에 의해 앞쪽으로 눌려지는 것을 볼 수 있다[그림 5].

시술 요령

1) 의식이 있는 환자일 때는 피하에서 외늑간근까지의 바늘 삽입 경로에 침윤마취를 해둔다.
2) 내늑간막과 흉막이 동시에 묘출되는 영역이 좁기 때문에 차단침을 묘출하기 위해 탐색자를 움직일 수 없다. 내늑간막과 흉막이 묘출된 영상을 보고 차단침을 삽입하고, 차단침이 묘출되지 않을 때에는 삽입점을 바꾼다.

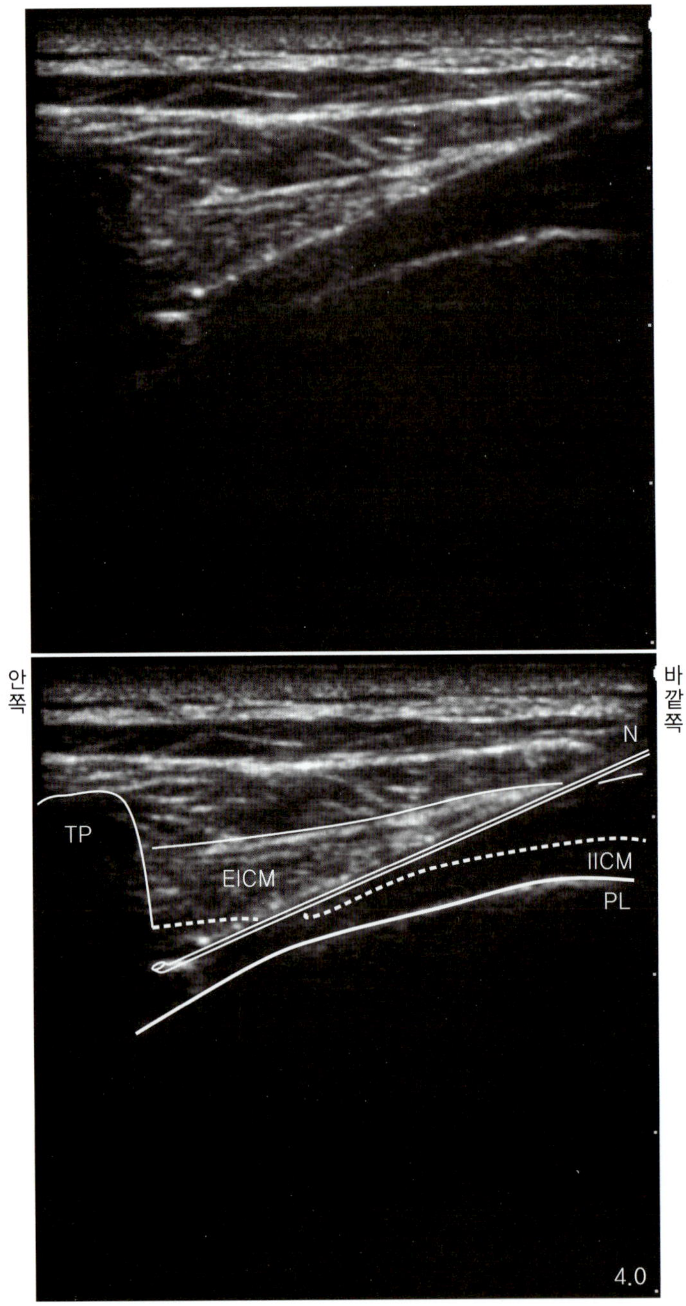

[그림 4] 차단침 천자 시의 초음파 영상

TP : 횡돌기 EICM : DHLSMRRKSAKR, IICM(Internal intercostal membrane) : 내늑간막, PL(pleura) : 흉막, N : Tuohy 바늘

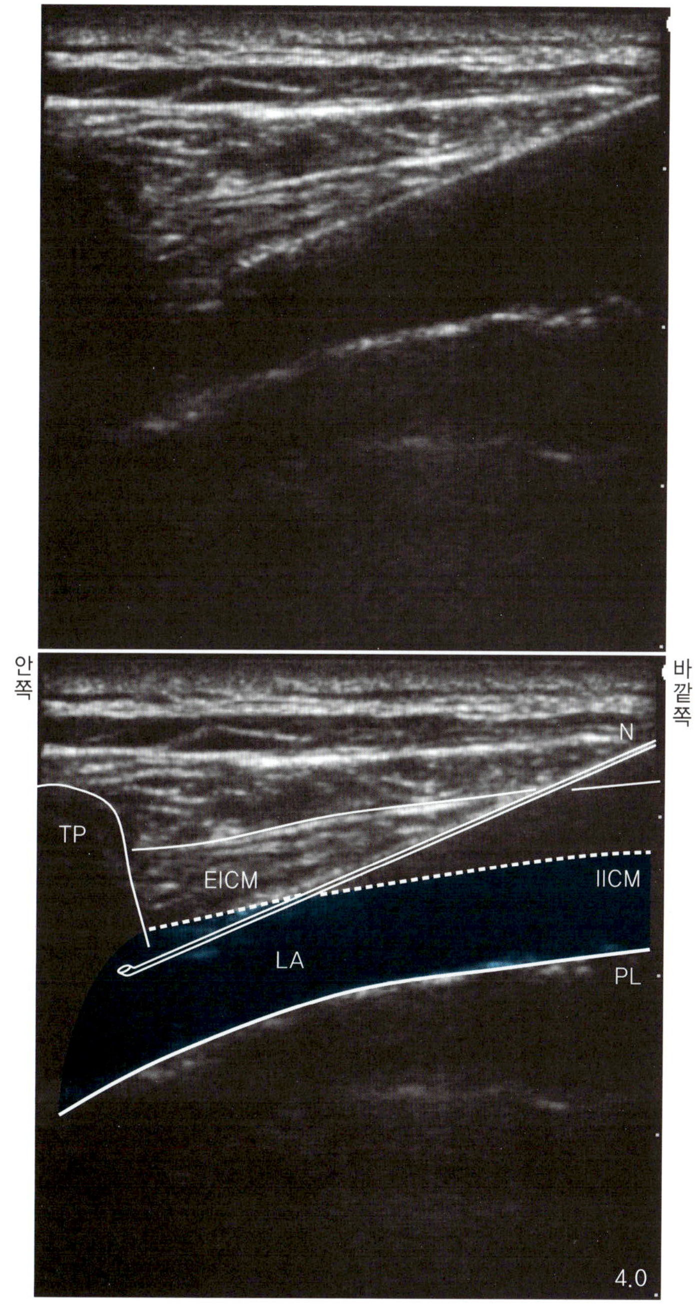

[그림 5] 국소마취제 주입 후의 초음파 영상

TP : 횡돌기(transverse process), EICM : 외늑간근, IICM : 내늑간근,
PL : 흉막, N : Tuopy 바늘, LA : 국소마취제의 퍼짐

합병증

흉막천자, 우발적경막외블록, 늑간동정맥천자

참고문헌

1) Maclntosh RR. paravertebral block, Local Anesthesia. In; Maclntosh RR, Brycle-Smith R, editors. Abodominal Surgery. Baltimore:Williams and Wilkins Co.; 1953, p60-3.

2) Shibata Y, Nishiwaki K. Ultrasound-guided intercostal approach to thoracic paravertebral block. Anesth Analrg 2009;109:996-7.

2 경막외블록(epidural block) (흉부Th1–6)

해부

① 흉추(thoracic vertebra)는 추체 등쪽의 중앙에서 꼬리쪽을 향해 극돌기(spinous process) 가 튀어나오고, 그 좌우로 완만한 추궁(arch of vertebra)이 관절돌기(articular process)로 이어진다[그림 1].

② 관절돌기(articular process)는 위의 추체와 관절을 이루는 상관절돌기(superior articular process), 아래의 추체와 관절을 이루는 하관절돌기(Inferior articular process)로 되어 있다. 좌우로 뻗은 횡돌기(transverse process) 및 추궁(arch of vertebra)과 추체의 교차점 2곳에서 늑골과 흉추(thoracic vertebra)는 관절을 형성하고 있다.

③ 척주로 둘러싸인 척주관 안에서 척수는 3장의 막과 뇌척수액에 의해 보호되고 있다. 바깥쪽에서 경막 및 경막과 일체화된 지주막이, 뇌척수액으로 보호된 척수를 감싼다. 연막은 척수표면에 밀착해있다.

적응

상흉부나 폐 수술 및 통증. 상지통증이나 교감신경항진증상

체위

측와위 또는 복와위에서 전굴자세를 취한 뒤, 가능한 한 추궁간격이 벌어진 상태로 한다.

초음파 탐색자의 위치와 방향

- 중앙부에서 극돌기(spinous process)가 없는 곳까지 좌우로 옮긴 위치에서 장축상을 묘출한다[그림 2].
- 경막외강의 단축(수평단)상은 제 1–3흉추간에서는 관찰할 수도 있지만[그림 3], 극돌기(spinous process)가 꼬리쪽으로 길어지는 제 3흉추(thoracic vertebra) 아래에서는 중앙의 옆쪽에서 조금 관찰할 수 있다.

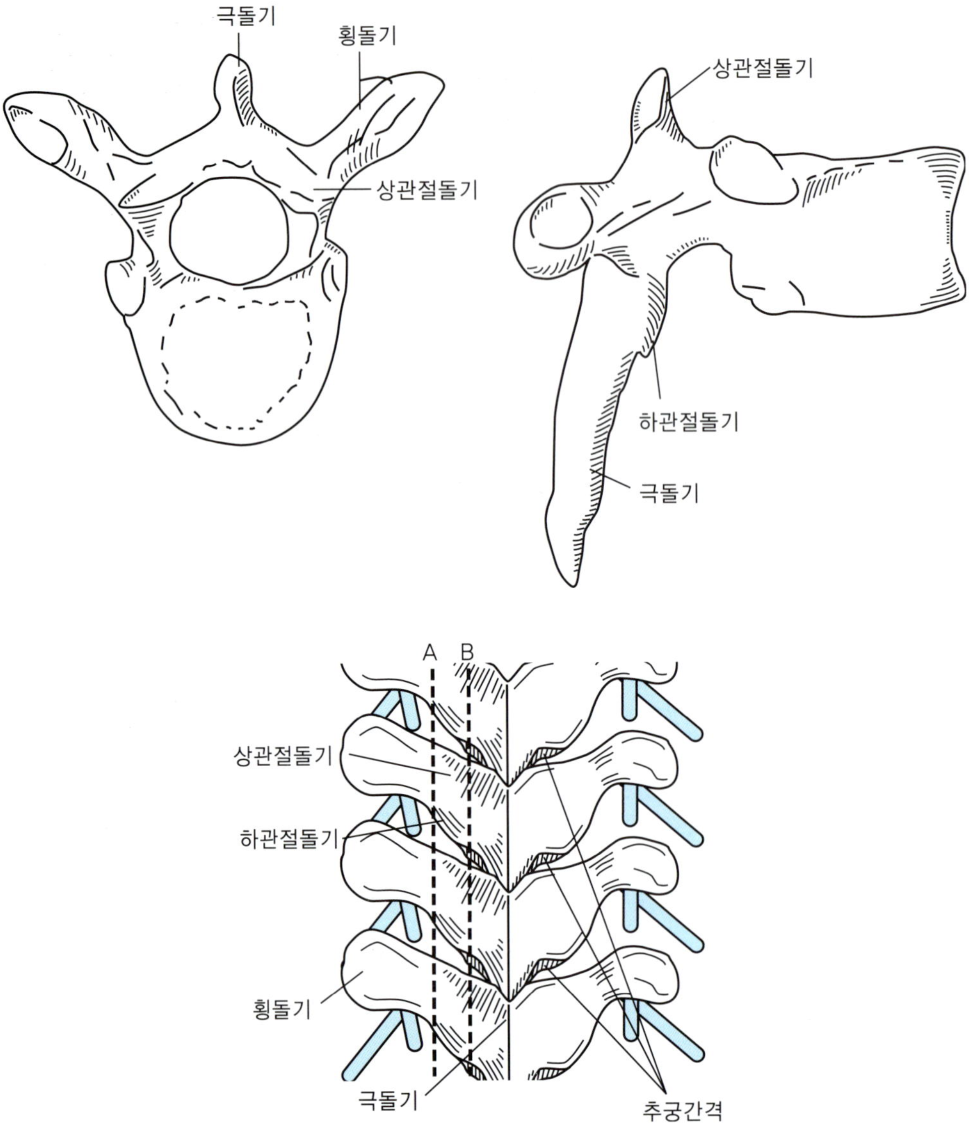

[그림 1] 흉추(thoracic vertebra) 해부

점선 A : 연속하는 추궁(arch of vertebra), 점선 B : 경막외 천자를 시행하는 추궁간격

극돌기(spinous process) • 횡돌기(transverse process) • 상관절돌기(superior articular process) • 하관절돌기(Inferior articular process)

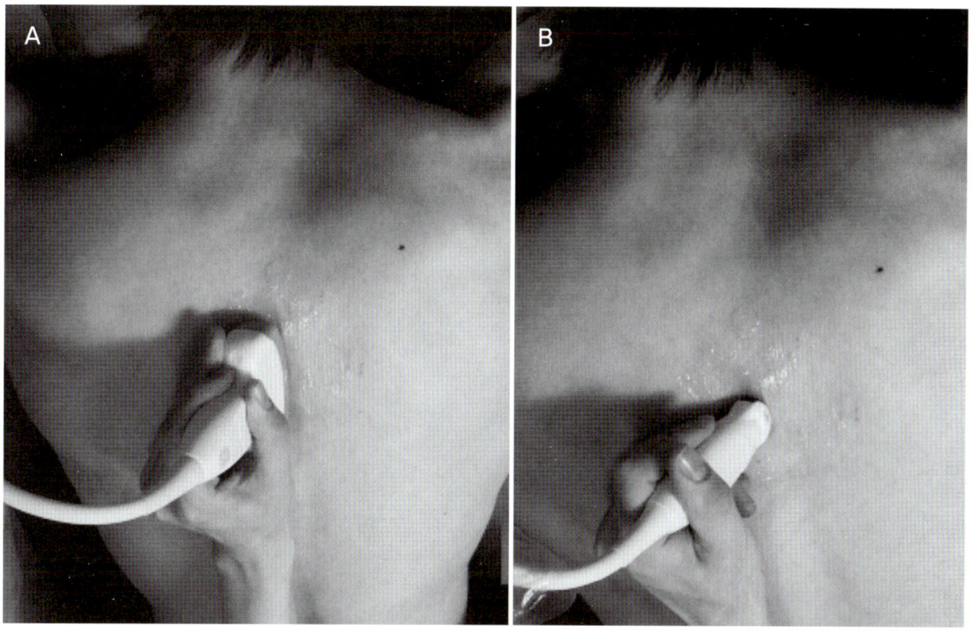

[그림 2] 상흉부경막외강 관찰
(A) 곡선형 탐색자(convex probe), (B) 마이크로 곡선형 탐색자(micro convex probe)

정중앙에서 극돌기(spinous process)가 없는 부위까지 옮겨간 척추중앙 옆에서 관찰한다.

✓ 초음파 탐색자 주파수

5MHz 전후의 곡선형 탐색자 또는 micro 곡선형 탐색자

✓ 차단침 천자법

현 단계의 초음파 장치 수준으로는 교차법, 평행법 모두 초음파 유도하 천자는 쉽게 실행할 수 없어, 천자 전의 기준으로 경막외강을 관찰한다.

✓ 천자 전 초음파 영상 평가

척추 중앙 옆에서 검사하며 옆쪽에서 경막외 천자의 방향, 깊이를 확인할 수 있다.

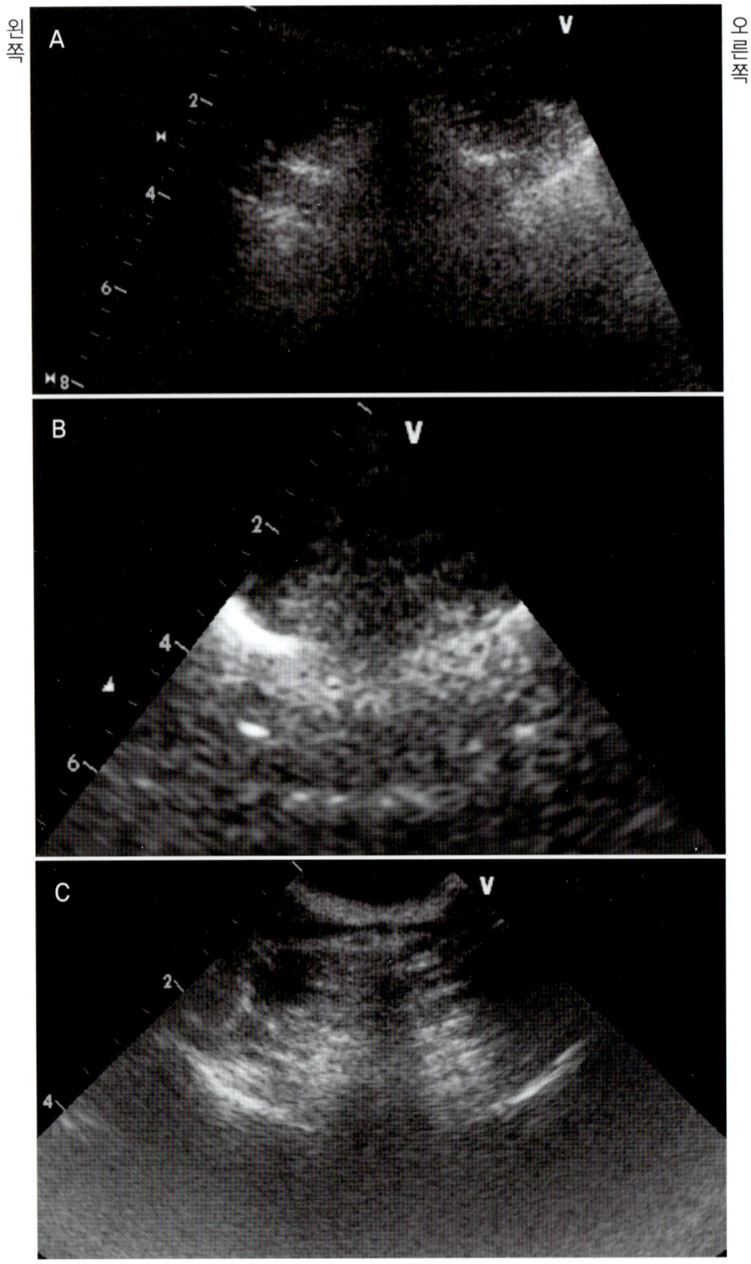

[그림 3] 제 2/3흉추(thoracic vertebra)관에서의 경막외강 단축상

(A) 곡선형 탐색자(convex probe)
(B) 섹터 탐색자
(C) 마이크로 곡선형 탐색자

차단침 사이즈

17–22G, 80–100mm의 Touhy 바늘 또는 신경차단침

국소마취제 투여량

생리식염수, 국소마취제, 스테로이드 또는 X선 조영제를 1–10ml정도 사용한다.

실제 수기와 프로토콜

① 흉추 레벨의 위치를 더욱 정확하게 확인하기 위해서는 천골(sacrum)에서 머리쪽으로 수를 세어간다.

② 목표한 흉추(thoracic vertebra)간에서 정중앙에서 극돌기(spinous process)를 벗어나게 옮긴 위치에서, 장축(시상단)이 되도록 초음파 탐색자를 놓는다[그림 2].

③ 초음파 탐색자를 머리쪽을 향하게 하고 흉추의 내부 즉, 경막, 지주막하강, 추체 또는 추간판까지 초음파 빔이 도달하는 위치와 각도를 찾는다[그림 4]. 단축(수평단)상으로는 추궁 (arch of vertebra)에 막혀 관찰하기가 어렵다[그림 3].

④ 경막외강을 확인하지 못했을 때는 바깥쪽의 관절돌기(articular process)가 이어지는 부분을 묘출하고[그림 5], 거기서부터 탐색자를 안쪽으로 향하게 하고 추궁간격을 찾는다.

⑤ 현 단계에서는 실시간으로 초음파 유도 하 천자를 시행하는 것은 어렵고, 바늘이 뼈에 닿았을 때 수정해가는 술기는 보통 촉진만으로 천자하는 술기와 그다지 다르지 않다고 판단된다.

⑥ 천자 후에 관찰하는 것으로, 경막외 카테터를 유치하거나 약물을 투여함으로써 경막이 움직이는 모습을 관찰할 수도 있다.

시술 요령

1) 경막을 크고 명확하게 관찰할 수는 없으므로 척주의 어느 부분을 관찰하고 있는가를 파악하는 것이 중요하다.
2) 추궁(arch of vertebra)이 연속하는 초음파 영상은 하나의 지표이다.

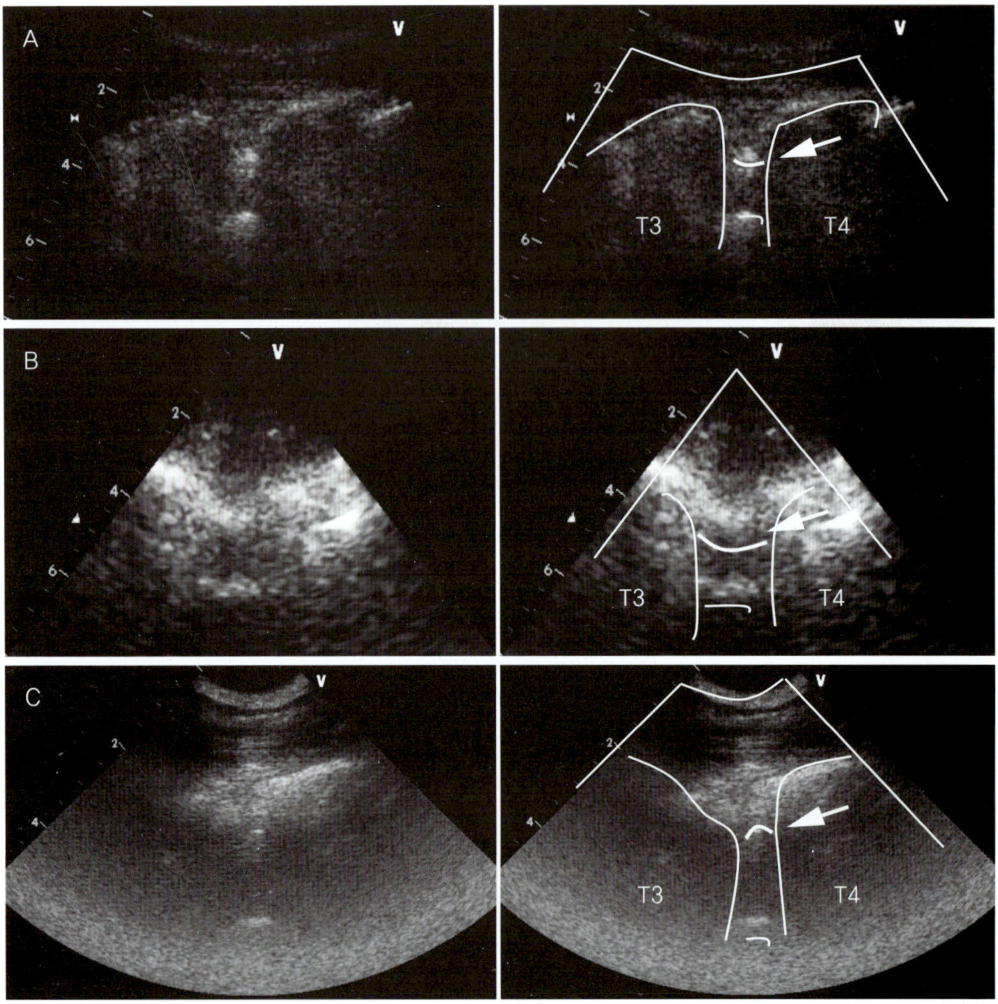

[그림 4] 상흉부경막외강 장축상
(A) 곡선형 탐색자(convex probe)
(B) 섹터 탐색자
(C) 마이크로 곡선형 탐색자

T3 : 제 3흉추(thoracic vertebra), T4 : 제 4흉추(thoracic vertebra), ⇨ : 경막

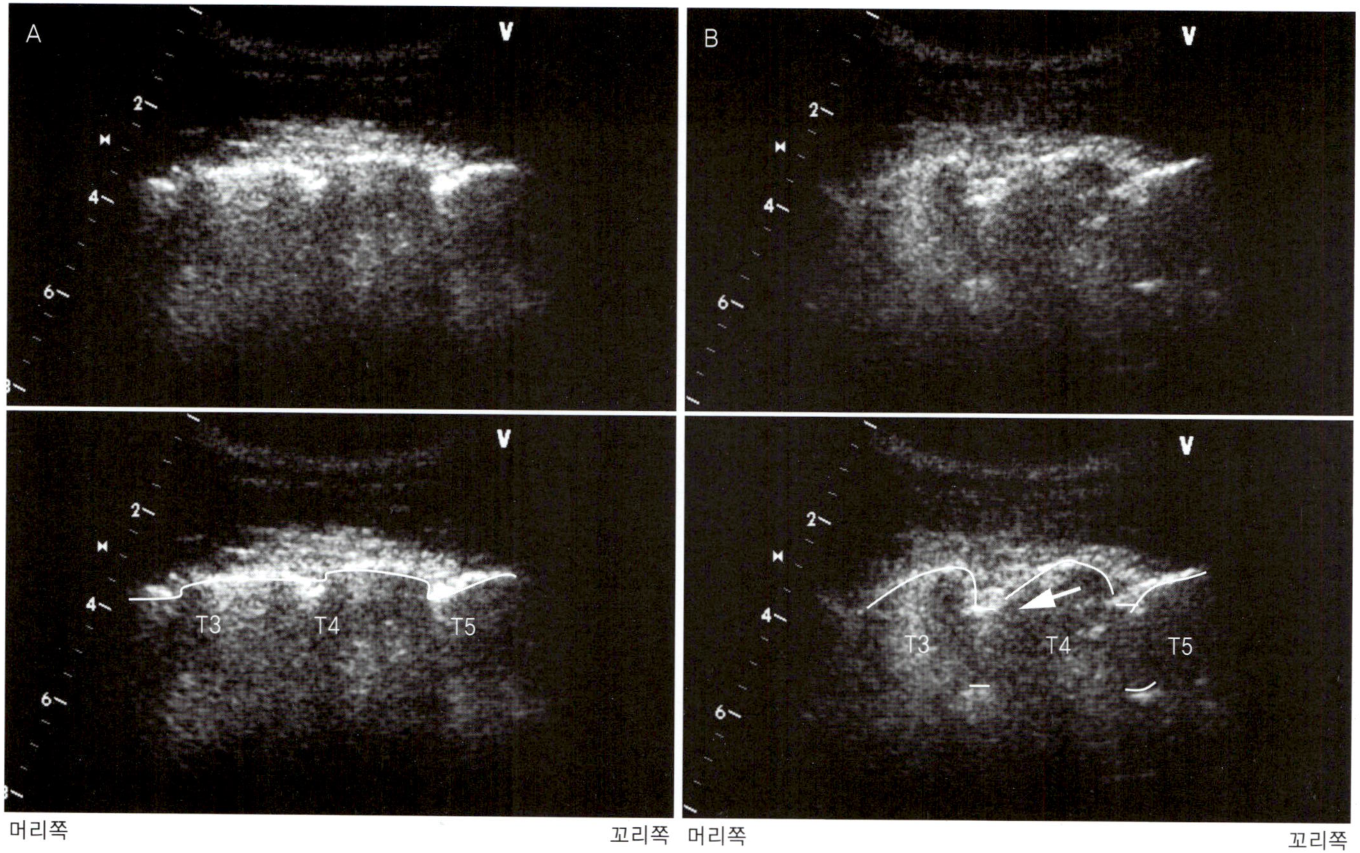

[그림 5] 흉추추궁의 장축상

정중주위 위치에서 추궁(arch of vertebra)이 연속하는 장축(A)에서는 뼈가 이어지면서 경막외강(⇦)을 관찰할 수 없지만, 거기에서 가운데로 향하면 (B) 겨우 경막을 관찰할 수 있다.

합병증

흉부에서 하지까지의 신경증상, 혈종, 감염, 흉막천자, 기흉

참고문헌

1) 坂井建雄, 松村護兒, 大谷 修, 河田光博監訳. プロメテウス解部學アトラス 第3卷. 東京:医學書院;2007.

2) 小松 徹, 佐 裕, 瀨尾憲正. 廣田和美編. 超音波ガイド下區域麻醉法. 東京:克誠堂出版;2007

3 경막외블록(epidural block) (흉부Th6-12)

해부

- 흉추(thoracic vertebra)에서는 길게 극돌기(spinous process)가 뻗어 겹쳐지기 때문에 뒤쪽의 추궁간은 매우 좁다. 극돌기(spinous process) 뿌리 부분의 추궁간에서 가운데 옆쪽부터(para vertebral approach)시행하는 경막외천자법이 자주 쓰인다.
- 중위흉추에서 정중앙에서는 초음파 영상으로 경막을 관찰할 수 없다. 중앙옆쪽으로부터 경막을 관찰하는 것도 하위흉추에서는 가능하지만, 중위흉추에서는 어려울 때가 많다. 늑골, 횡돌기(transverse process), 추간관절, 추궁(arch of vertebra) 등의 뼈를 초음파로 확인하고, 경막외 천자를 유도 한다[1].

적응

- 복부수술 중, 수술 후 진통
- 복부대상포진 등의 통증 조절

체위

측와위

초음파 탐색자의 위치와 방향

중앙 옆쪽에서 시상단을 묘출한다.

초음파 탐색자 주파수

척추를 관찰하는 데는 2-5MHz의 곡선형 탐색자를 사용하는 것이 여러 개의 추궁(arch of vertebra)을 관찰할 수 있어 전체상을 파악하기가 쉽다. 경막외천자에 사용할 때는 6-13MHz의 직선형 탐색자(linear probe)을 이용하는 것이 바늘을 묘출하기 좋고 편리하다.

차단침 천자법

교차법 : 흉부경막외 천자 방법 중 하나인 정중주위법2)을 응용한 천자법이다.

천자 전 초음파 영상 평가

젊은 사람일 경우는 추궁사이에서 등쪽, 배쪽경막을 관찰할 수도 있다[그림 1].

차단침 사이즈

17 – 22G, 80 – 100mm의 경막외바늘(Thuhy 바늘) 또는 신경블록 차단침

국소마취제 투여량

국소마취제, 스테로이드 등을 1 – 10ml정도 사용한다.

실제 수기와 프로토콜

① 정중앙에서 2 – 3cm 바깥쪽의 피부와 수직으로 탐색자를 놓고 늑골(rib)과 흉막을 관찰할 수 있다. 탐색자를 가운데 방향으로 옮겨 횡돌기(transverse process), 더욱 안쪽에 있는 추간관절(zygapophysial joint)을 확인한다.
3DCT에서의 뼈 표면을 초음파 영상으로 확인할 수 있다[그림 2, 3, 4].
탐색자를 신중하게 바깥쪽으로 기울이면(가운데쪽을 관찰한다) 추궁(arch of vertebra)이 단속적(끊어졌다 이어졌다 하는것 처럼)으로 보인다[그림 5, 6, 7].
하위흉추에서는 추궁간의 황색인대(ligamentum flavum), 경막을 확인할 수 있다.
중위 흉추에서는 추궁(arch of vertebra)이 겹쳐져서 그것들을 관찰하기 어려울 때도 있다.

② 위 아래의 추궁(arch of vertebra) 단차를 기준으로, 차단침이 추궁(arch of vertebra)에 닿을 때까지 관찰한다[그림 8].
바늘을 가운데 또는 머리쪽을 향하게 두고, 골성 저항이 없어지는 곳을 찾아 저항소실법으로 경막외강을 확인한다.

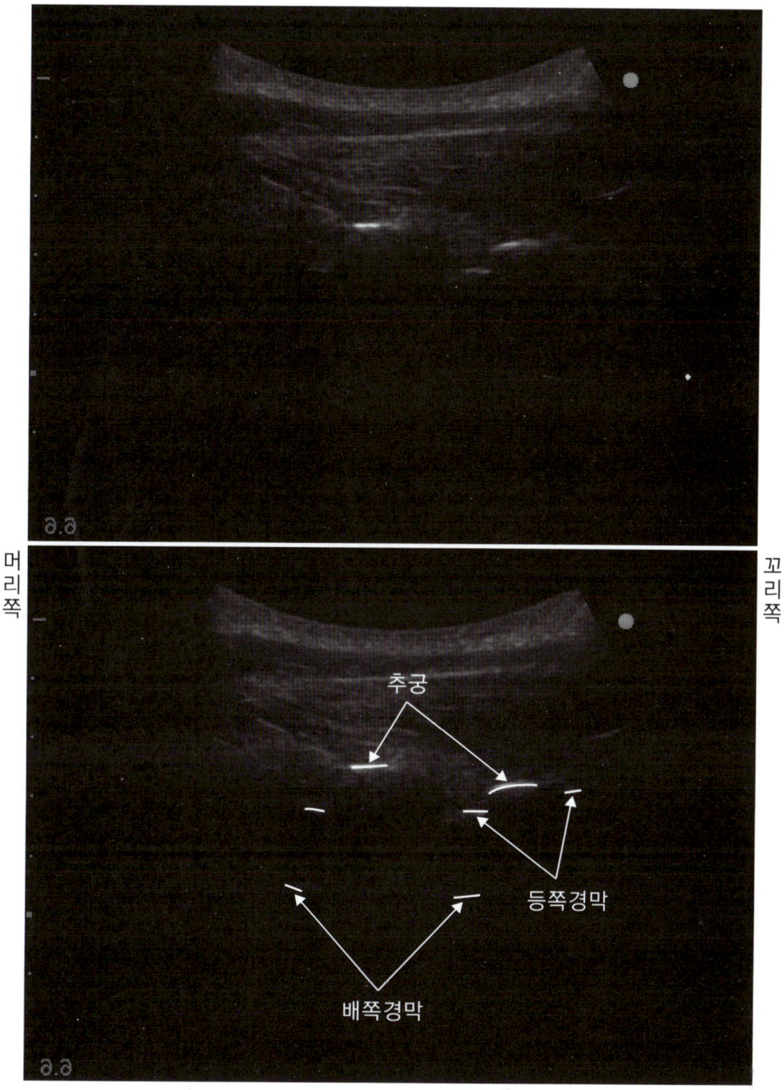

[그림 1] 천자 전 초음파 영상 · 해부

Th8－9부근의 천자 전 영상. 곡선형 탐색자(convex probe)로 관찰

추궁(arch of vertebra)

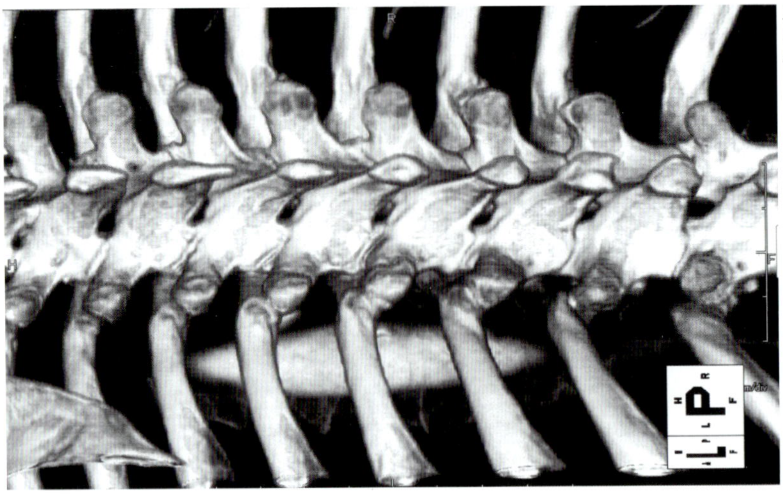

[그림 2] 흉추(thoracic vertebra) Th5 – 12의 DCT 영상

왼쪽 가운데의 옆에서 추궁사이틈을 본 3 DCT

시술 요령

1) 저항소실법으로 경막외강을 확인하기 위해서는 탐색자를 계속 쥐고 있어야 하기 때문에 보조자가 필요하다.
2) 초음파 영상에서는 차단침이 추궁(arch of vertebra)에 닿는 부분까지 확인할 수 있지만, 그 후의 바늘의 움직임은 맹목적(blind)으로 하는것과 다르지 않다. 따라서 이번에 소개하는 방법은 엄밀히 말해 초음파 유도 하의 경막외 천자는 아니다.

합병증

흉부에서 하지까지의 신경증상, 경막외혈종, 경막외농양

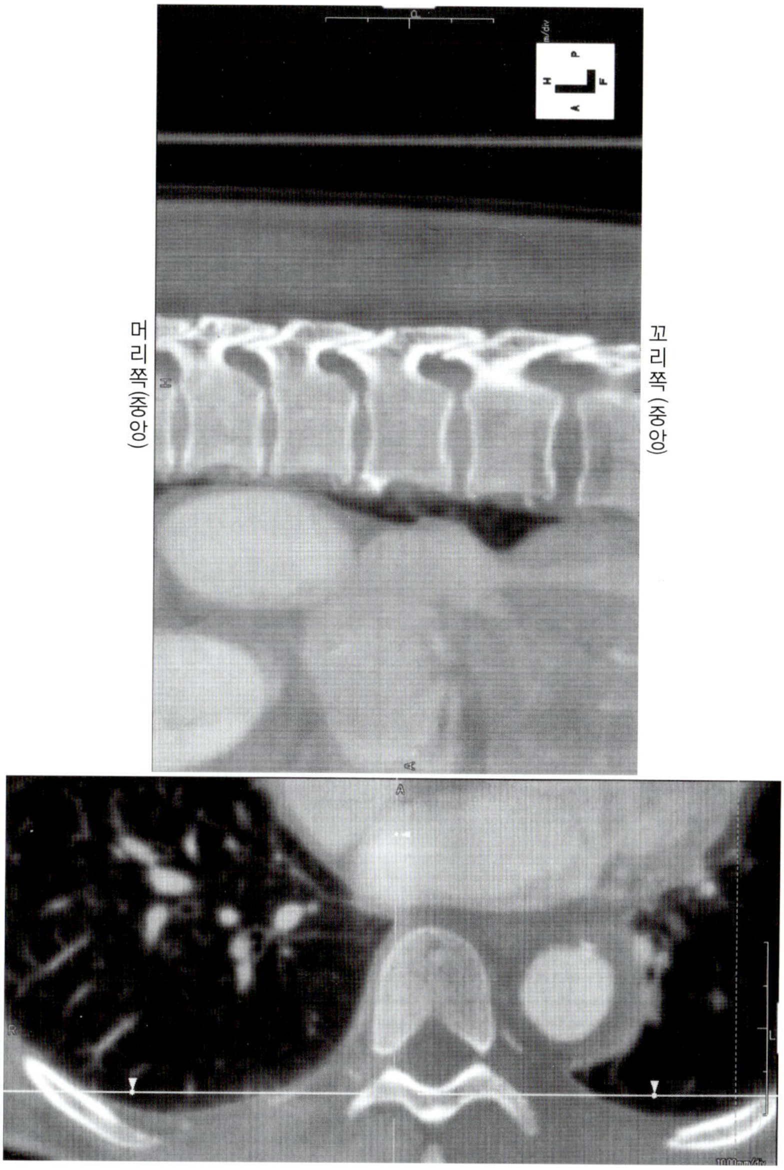

[그림 3] Th8 부근의 CT영상

위 그림은 그림 1의 초음파 영상과 같은 단면을 보인다. 아래 그림이 나타내듯이 가운데보다 조금 바깥쪽에 있는 추간관절(zygapophysial joint)을 연결한 영상이다.

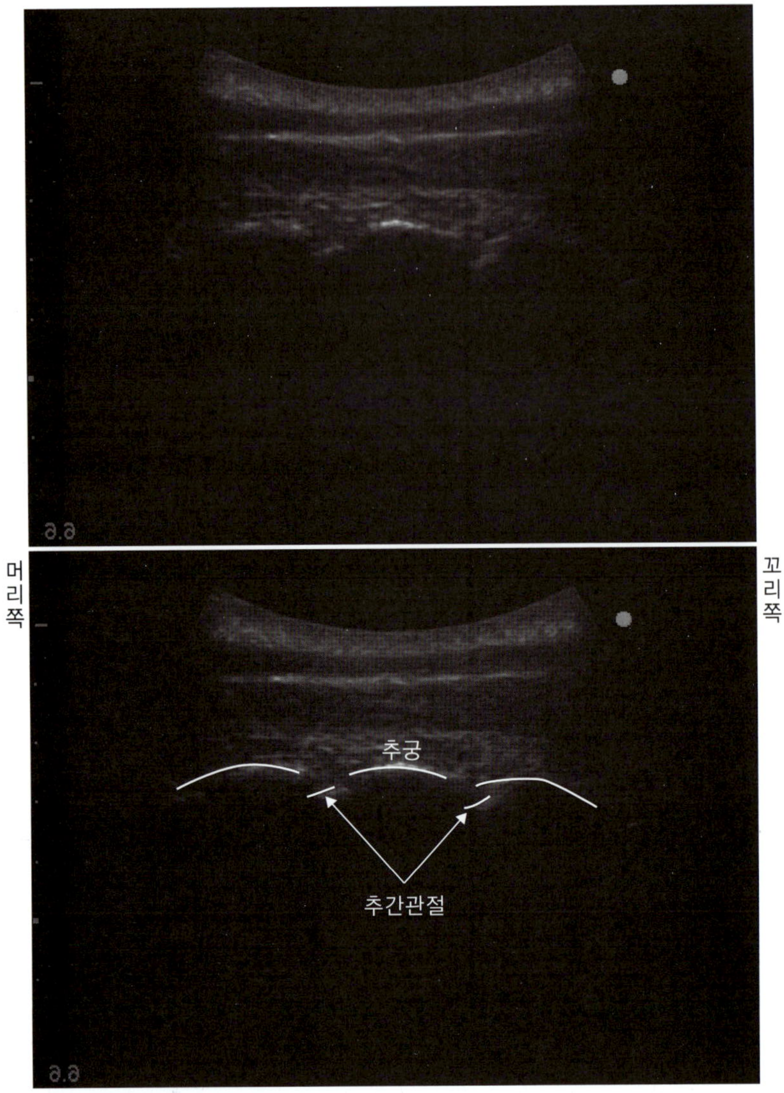

[그림 4] 추간관절(zygapophysial joint)의 초음파 영상

그림 3의 위쪽 그림에서 뼈 표면을 따라가는 라인을 초음파로 확인할 수 있다.

추궁(arch of vertebra) • 추간관절(zygapophysial joint)

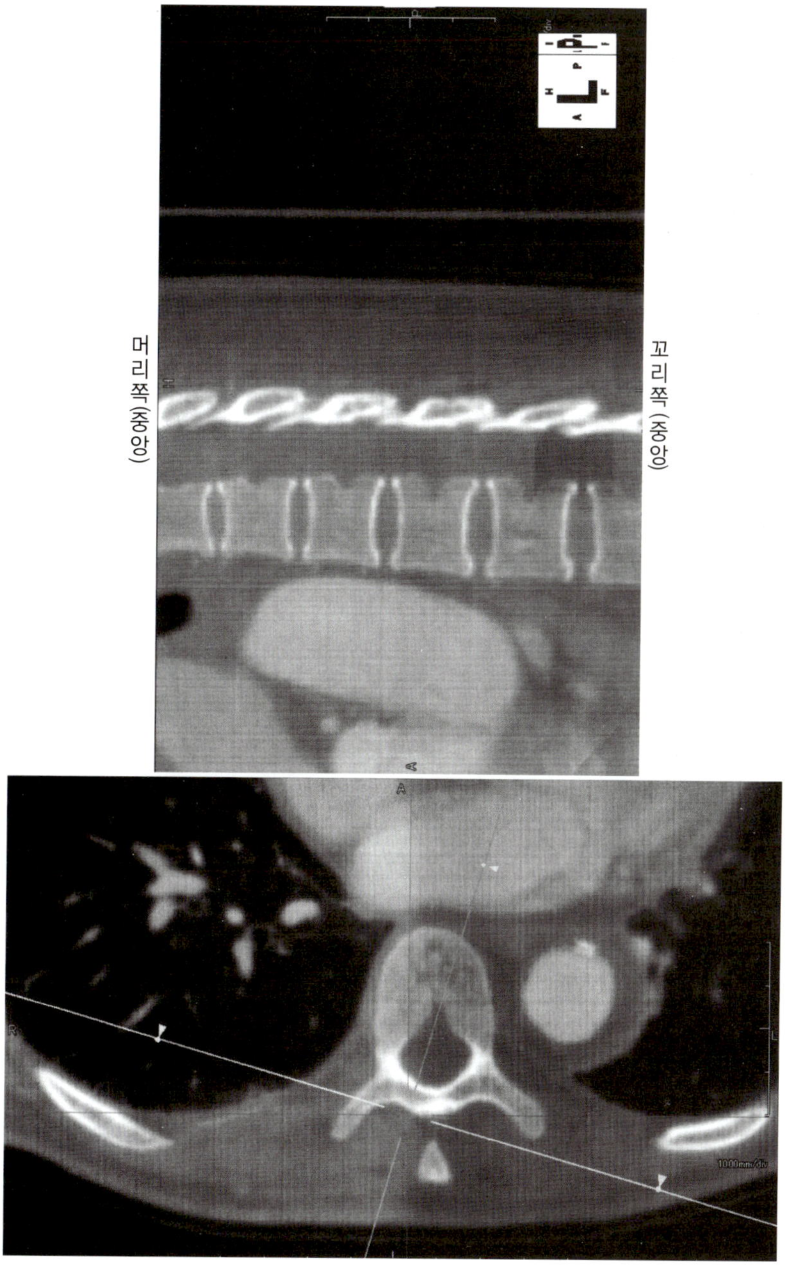

[그림 5] 추궁간극의 CT

그림 3에서 탐색자를 안쪽으로 기울였을 때의 CT영상. 탐색자가 척추관을 향하고 있는 것을 알 수 있다.

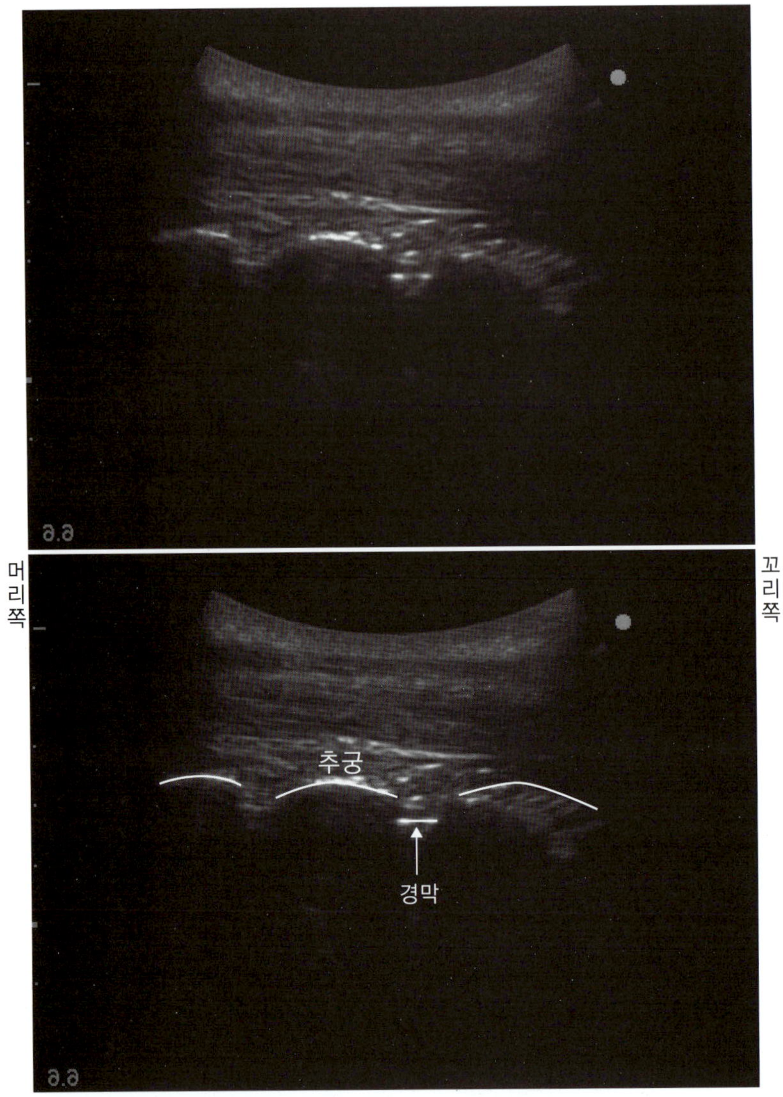

[그림 6] 경막의 초음파 영상

추궁사이틈에서 등쪽경막을 확인할 수 있다.

추궁(arch of vertebra) • 경막(dura mater)

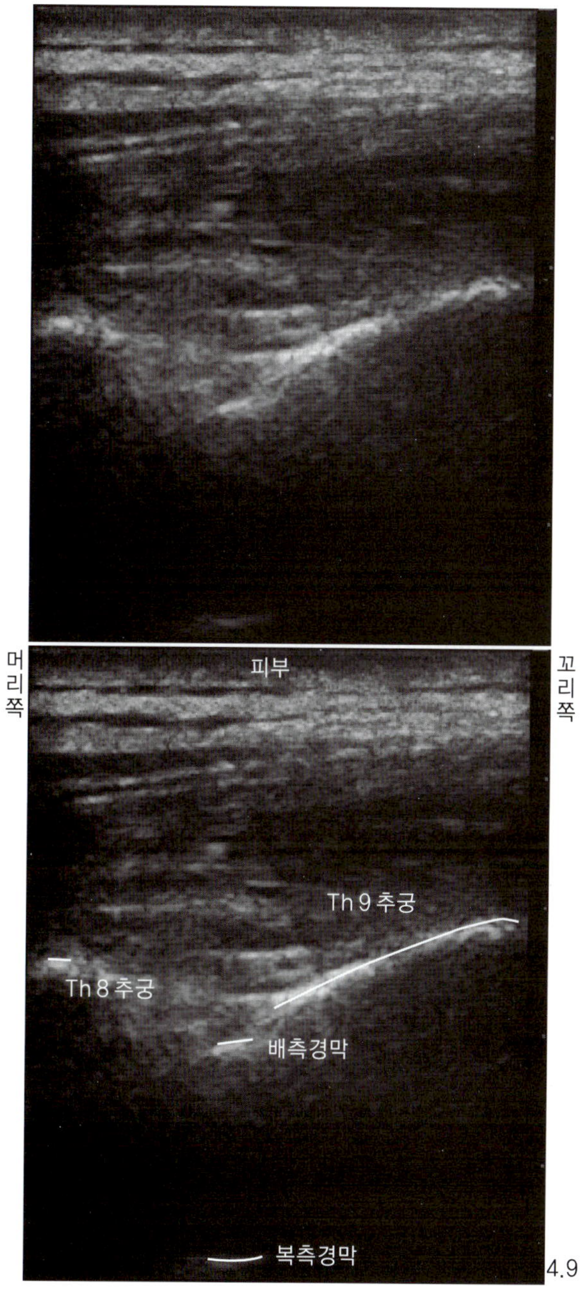

[그림 7] 직선 탐색자(linear probe)를 통한 경막 관찰

그림 6과 같은 부위를 직선형 탐색자(linear probe)로 관찰했다. 추궁(arch of vertebra) 사이에서 경막을 확인할 수 있다.

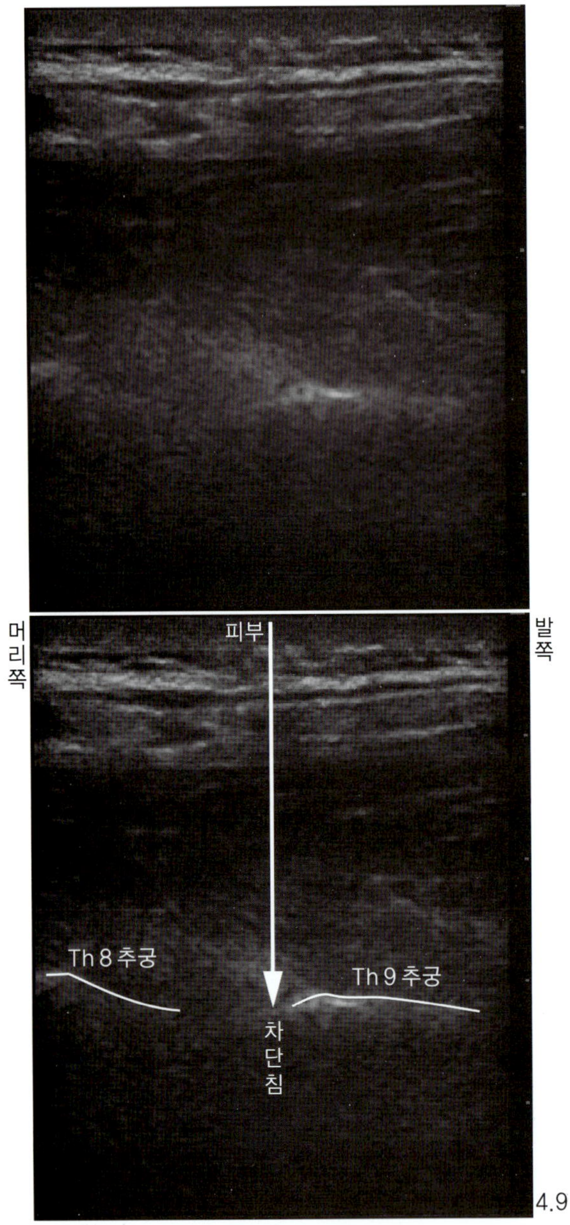

[그림 8] 초음파 유도 하 경막외 천자

추궁(arch of vertebra)의 단차를 목표로 해서 교차법으로 경막외차단침을 삽입한다.

추궁(arch of vertebra)

참고문헌

1) Grau T, Leipold R, W, Delorme S, et al. Ultrasound imaging of the thoracic epidural sace. Reg Anesth Pain med 2002; 27 ;200-6.

2) 瀧野善夫. 硬膜外麻酔 MLAたよる 穿刺と麻酔管理. 東京:眞興交易医書出版部;2004. p12.

3 요추(lumbar vertebra)와 요추주위영역

1 경막외블록(epidural block) · 척수지주막하블록

시작하며

요부경막외블록과 척수지주막하블록은 척주관(spinal canal)블록으로 부위마취 중에서 가장 자주 쓰이는 신경블록이다. 일반적으로는 모두 정중앙의 요추추간에서 삽입하는 중앙 접근법으로 시행되었다. 그렇지만 천자가 어려울 때는 흉부경막외블록과 같이 조금 옆쪽에서 천자하는 정중주위 접근법이 쓰이기도 한다. 천자나 경막외강 확인이 어려운 증례가 많은 소아, 고령자, 비만환자가 대상일 경우, 초음파 유도가 유용하게 쓰일 것으로 기대된다. 특히 유럽과 미국에서는 비만임산부에 대한 응용법으로 많이 시도되고 있다. 우리나라에서도 비만환자가 늘어남에 따라 그 중요성이 높아지고 있다.

해부

- 경막외강은 척주관(spinal canal) 안쪽 전체를 둘러싸는 지방과 혈관이 풍부하고 성긴 조직이다. 등쪽 경막외강의 바깥쪽은 황색인대(ligamentum flavum)와 추궁(arch of vertebra)의 골막으로, 양옆은 추간공, 안쪽은 경막과 접해있다. 경막외강은 정중앙에서 가장 폭이 넓어지는, 삼각형과 흡사한 형태를 띠고 있다. 천자부위의 해부에서는 극돌기(spinous process) 사이에서 피부, 피하조직의 안쪽에는 극상인대(supraspinous ligament), 극간인대(interspinous ligament), 황색인대(ligamentum flavum)가 존재한다. 그 앞에 경막외강이 있다. 이 때문에 단축상에서는 가운데에서 황색인대와 등쪽경막이 만드는 고휘도의 음영간의 간격으로 확인된다. 그 앞쪽에 저휘도의 뇌척수액을 포함한 지주막하강의 존재가 확인된다.
- 요추에서는 척주관(spinal canal)의 구조물 중 하나 하나의 뼈가 비교적 다른 부위보다 크고, 또 극돌기(spinous process)가 수평으로 뻗어있기 때문에, 초음파로 척

주관(spinal canal) 안을 묘출하기가 쉽다. 단축상에서는 척주기립근(erector spinae muscle), 추간관절(zygapophysial joint)을 확인할 수 있고 가운데에서 극돌기를 쉽게 확인할 수 있다. 경막외강이나 지주막하강은 극간부에서 극상, 극간, 황색인대(ligamentum flavum)를 통해서 확인할 수 있을 때가 많다.

적응

극돌기(spinous process)가 만져지지 않는 환자(비만환자, 임산부[1]), 척추에 변형이 있는 환자 등 경막외, 척수지주막하 천자가 어렵다고 예상되는 환자가 초음파 유도하 병용의 경막외, 척수지주막하 천자의 대상이 된다.

체위

- 측와위 : 보통의 천자 체위로 한다.
- 좌위 : 임산부나 비만환자의 경우에 좋다.
- 측와위, 좌위, 어떤 자세로도 보통의 척수지주막하 마취나 경막외 마취 시의 체위와 같이 환자가 무릎을 끌어안는듯한 자세를 취하고 등을 구부린다. 천자 시에는 넓은 범위를 소독하고, 가능하면 투명한 소독포를 사용한다. 등쪽을 넓게 보이도록 하면 천자할 때 차단침과 척주와의 각도를 쉽게 알 수 있다.

초음파 탐색자의 위치와 방향

극간에서의 단축상이 유용하다. 해부학적 구조를 묘출할 수 있다. 또 장축상일 때는 가운데부터 묘출하는 것이 척주관(spinal canal) 안을 관찰하기가 쉽다.

초음파 탐색자 주파수

성인의 경우, 40 또는 60mm의 2－5MHz의 곡선형 탐색자를 사용한다. 마른 환자에게는 직선형 탐색자도 가능하다.

차단침 천자법

미리 스캔만 할 때는 보통의 경막외 또는 요추 천자로 한다.

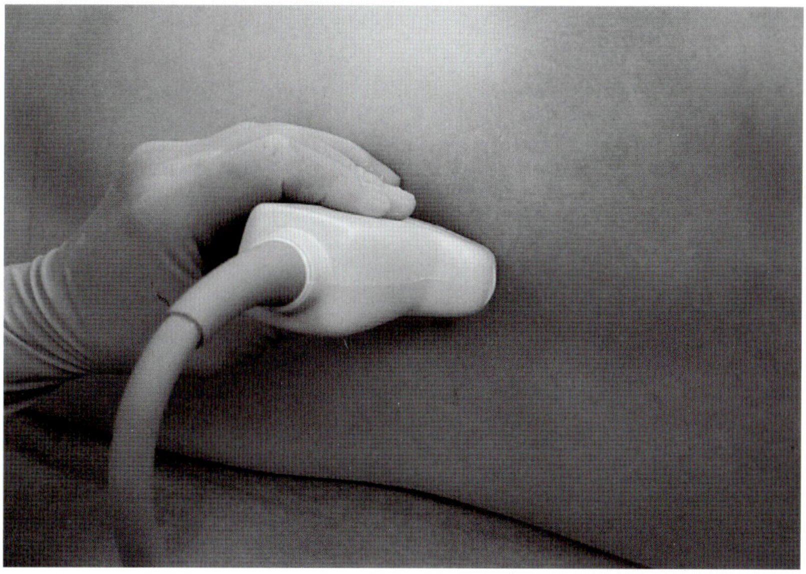

[그림 1] 초음파 탐색자 놓는 법(1)

장축상에서의 천자 레벨 확인

천자 전 초음파 영상 평가

① 체표 랜드마크로서 양쪽의 장골릉을 잇는 Jacoby선(Tuffler선)이 중요하다. 그 선 위에는 대체로 제 4 또는 제 5요추의 극돌기(spinous process)가 존재한다. 그 부위를 중심으로 해서 탐색자를 극돌기 바로 위에 척주를 따라 놓는다. 이때, 탐색자는 가능한한 등과 수직이 되도록 유지한다[그림 1]. 그 결과, 초음파 영상에서 척주 장축상을 관찰할 수 있다. 처음에 위에 볼록 튀어나온 고에코성(hyperechoic) 음영과 그 바로 아래에서 확인되는 폭 넓은 저에코성(hyperechoic) 음영을 볼 수 있다[그림 2]. 이것은 극돌기를 나타내고, 저에코성 음영은 뼈조직에 의한 음향 음영이다. 그 후에 탐색자를 척주를 따라 천천히 머리쪽 혹은 꼬리쪽으로 움직여 천골(sacrum)을 확인함으로써 천자 예정인 추간(극간)을 확인한다.

② 목표로 정한 천자 예정의 극간에서 탐색자를 90° 회전시키고, 단축상을 묘출한다[그림 3]. 초음파가 극간을 원활하게 통과하면 등에서부터 극상인대, 극간인대, 황색인대(ligamentum flavum), 등쪽경막인대 등을 확인할 수 있는 영상을 얻을 수 있다[그림 4]. 황색인대와 경막은 각각 명확한 고휘도의 선상구조물로 보이는 경우도 많지만, 2개가 하나의 선이 되는 경우도 있다. 척주 단축상의 초음

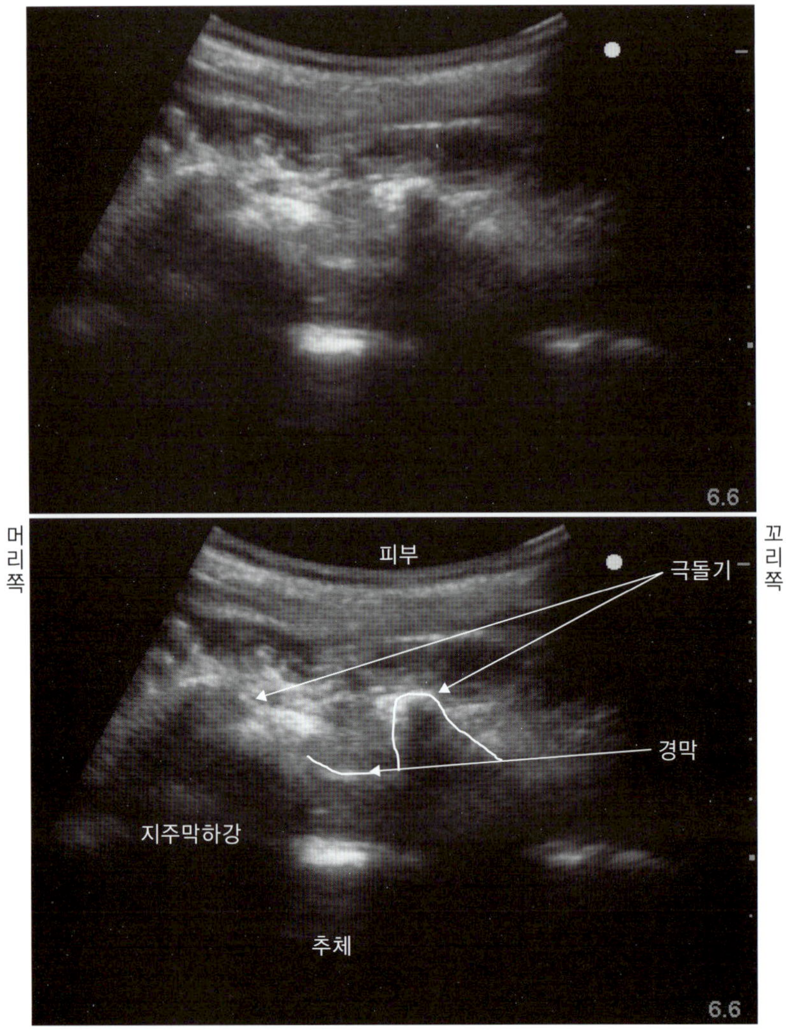

[그림 2] 정중앙에서의 초음파 영상(장축상)

극돌기(spinous process) • 지주막하강(Subarachnoid space) • 추체(vertebral body) • 경막(dura mater)

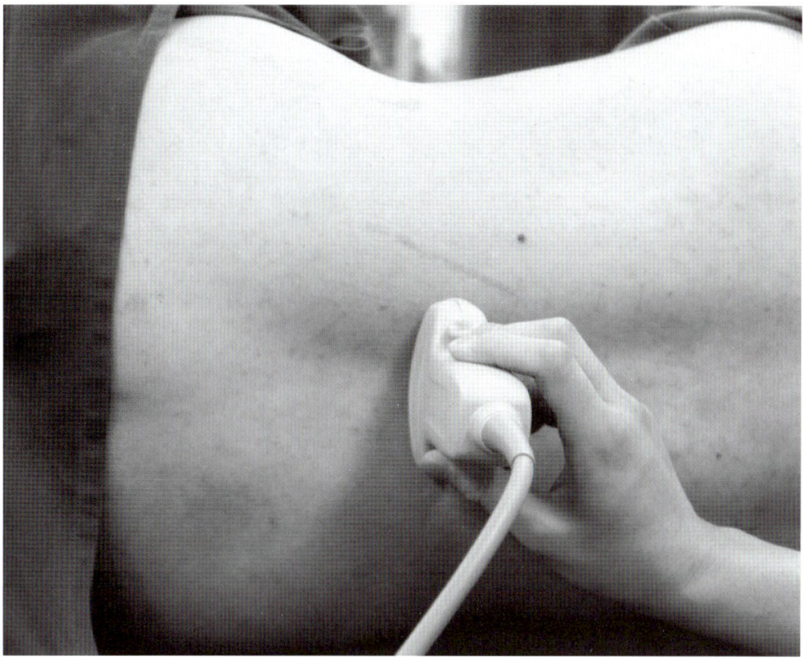

[그림 3] 초음파 탐색자 놓는 법(2)

단축상에서의 천자 방향, 깊이 확인

파 영상에서 황색인대(ligamentum flavum)와 경막을 확인할 수 있을 때 탐색자의 기울기, 피부에서부터 이들 구조물까지의 거리를 측정한다[2]. 이 때, 금속제의 겸자나 두꺼운 바늘을 삽입할 위치에 두고, 그 위에 탐색자를 놓으면 겸자를 수반한 음향 음영을 얻을 수 있기 때문에, 바늘의 삽입점과 삽입 각도를 확인하는데 편리하다.

차단침 사이즈

보통의 경막외 천자, 척수지주막하 천자할 때와 같은 차단침을 사용한다. 경막외마취에는 18G 80mm의 Touhy 바늘, 척수지주막하 마취에는 23에서 25G까지의 70－90mm 차단침을 사용한다.

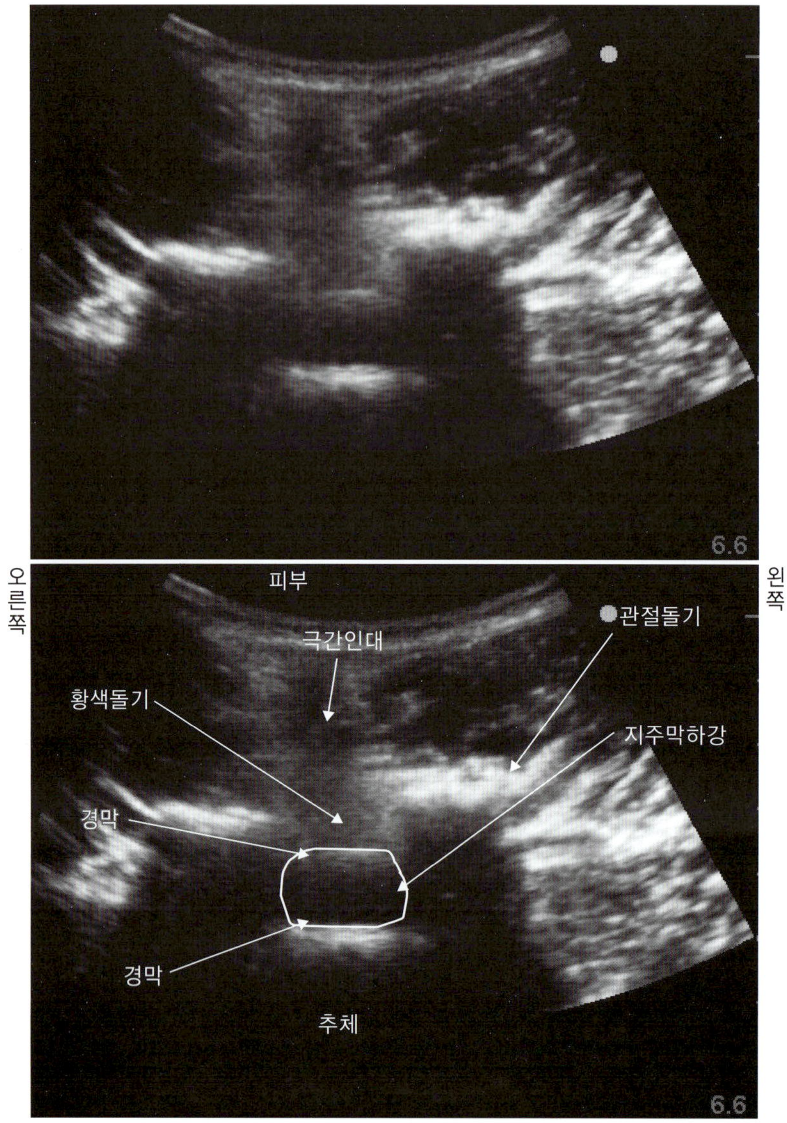

[그림 4] 정중앙에서의 초음파 영상(단축상)

관절돌기(articular process) • 지주막하강(Subarachnoid space) • 추체(vertebral body) • 경막(dura mater) • 극간인대(interspinous ligament)

국소마취제 투여량

보통의 경막외 마취, 척수지주막하 마취와 같은 양으로 한다.

실제 술기와 프로토콜

① 천자 전에 묘출한 초음파 영상에서 얻은 천자점, 천자 방향, 경막 또는 황색인대(ligamentum flavum)까지의 거리를 참고해서 경막외 천자, 지주막하 천자는 통상대로 시술한다.

② 초음파 영상에서 확인한 천자 부위에 국소침윤마취를 하고, 그 방향으로 차단침을 삽입한다. 실제 차단침의 깊이는 초음파에서 예측된 깊이보다 깊을 때가 많다. 경막외강을 확인할 때는 저항소실법을 사용한다.

시술 요령

1) 정중법으로 제대로 묘출할 수 없을 경우는 정중앙의 옆쪽에서부터 초음파 영상을 묘출하는 것이 쉬울 때가 있다[3), 4)]. 이 경우에는 탐색자를 극돌기(spinous process)에서 벗어나서 정중앙 옆쪽에 장축방향으로 탐색자를 놓고[그림 5, 6] 기울여서 척추 장축상을 그린다. 이 방정중 접근법이 경막외강의 묘출에는 가장 뛰어난 방법으로 보고되고 있다. 천자 부위의 결정과 깊이를 추정하는 데 도움이 된다. 방정중 영상에서 얻어진 경막외강까지의 거리와 실제로 정중법에서 행한 경막외강까지의 거리도 깊은 상관관계가 있다고 한다.

2) 다른 초음파 유도 하 신경블록과 달리, 미리 스캔을 하는 것이 이 블록의 특징이다. 최근 초음파 유도 하에 실시간 경막외 천자에 대한 보고도 있지만, 현재는 연구단계에 있다[5)]. 경막외강에 약물 주입 전후에서 경막이 눌리는 소견을 얻는 경우도 있다.

합병증

- 천자 전에 초음파 영상을 확인할 수 있으면 경막외마취 시의 경막 천자나 신경손상의 합병증 위험성이 낮아지는 것으로 기대되지만, 그에 관한 데이터는 충분하지 않다.
- 혈관천자, 출혈, 감염, 국소마취중독 등의 위험성은 종래의 방법과 같다고 생각된다.

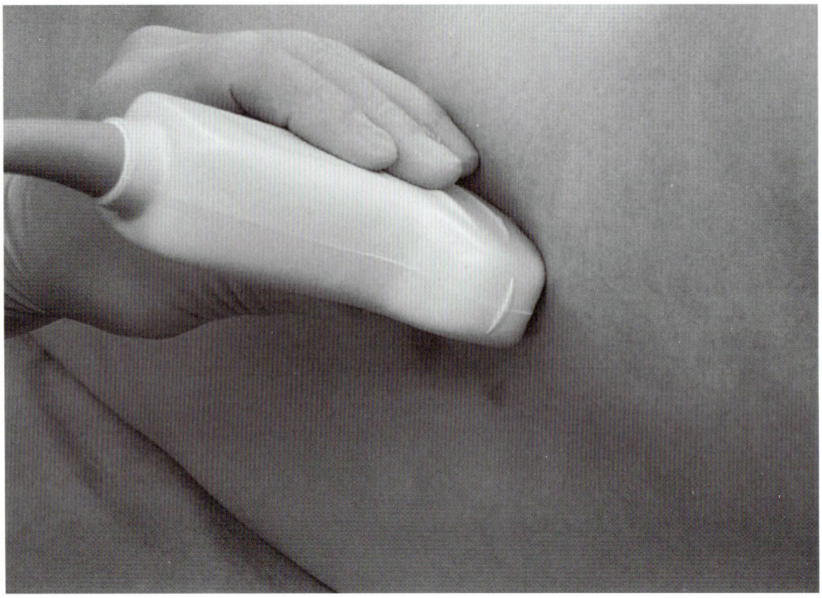

[그림 5] 초음파 탐색자 놓는 법(3)

정중앙의 옆에서부터 장축상을 묘출한다.

참고문헌

1) Balki M, Lee Y, halpern S ,et al. Ultrasound imaging of the lumbar spine in the trasvers plane :The correlation between estimated and actual depth to the epidural space in obese parturients. anesth Analg 2009;109:1876-81.

2) Arzola C, Davies S, Rofaeel A, et al. Ultrasound using the transvers approach to the lumbar spine provides reliable landmarks for labor epidurals. Anesthe Analg 2007;104:1188-91.

3) Grau T, Leipold RW, Horter J, et al. Paramedical acess to epidural space:the optimum window for Ultrasound imaging. J Cli Anesth 2001;13:213-7.

4) Tran D, Kamani AA, Lessoway VA, et al. Preinsertion paramedian ultrasound-guidance for epidural anesthesia. Analg 2009;109:661-7.

5) Kamaker MK, Li X, Ho AM, et al. Real-time ultrasound- guided paramedian:epidural acess; ecalution of a novel in-plane technique. Br J Anesth 2009;102:845-54.

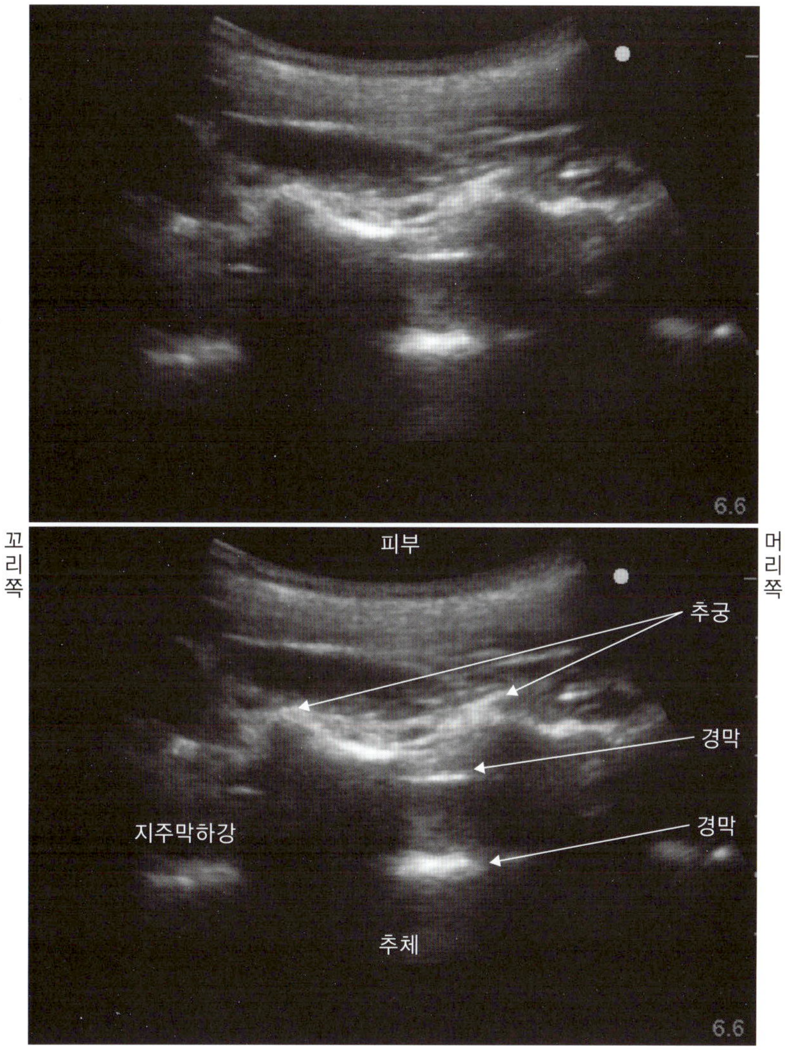

[그림 6] 정중앙주위 접근에서의 초음파 영상(장축상)

경막외강, 지주막하강 확인

추궁(arch of vertebra) • 경막(dura mater) • 지주막하강(Subarachnoid space) • 추체(vertebral body)

2 대요근구획블록(psoas compartment block)

시작하며

하지수술에 이용되는 말초신경블록 중에서 대요근 구획블록[1), 2)]은 요신경총의 주요 신경이다. 대퇴신경, 외측대퇴피신경, 폐쇄신경을 동시에 블록할 수 있다.

해부

- 요신경총은 제 1요신경에서 제 4요신경의 전지로 이루어져 있고, 각각의 신경은 대요근(psoas major muscle) 의 깊은 곳(등쪽 1/3)을 주행한다.
- 요신경총의 말초지로는 장골서혜신경(ilioinguinal n.) (L1), 장골하복신경(iliohypogastric n.) (L1), 음부대퇴신경(genitofemoral n.), 대퇴신경(femoral) (L2, 3, 4), 폐쇄신경(obturator) (L2, 3, 4), 외측대퇴피신경(lateral femoral cutaneous nerve) (L2, 3)이 있다.

적응

- 고관절, 대퇴골, 슬관절의 수술마취 또는 수술후 진통을 위해 쓰인다(필요에 따라서는 각종 좌골신경블록을 병용).
- 통증 클리닉영역 : 요하지통의 치료에 쓰인다.

체위 [그림 1A]

복와위 또는 치료 부위를 위로 한 측와위

초음파 탐색자의 위치와 방향

- 제 3 또는 4요추극돌기 레벨에서 체축과 수직으로 탐색자를 놓는다(단축 스캔) [그림 1B].
- 블록을 시행할 쪽의 극돌기(spinous process) 바깥쪽에 탐색자를 놓고 바깥쪽으로 스캔한다.

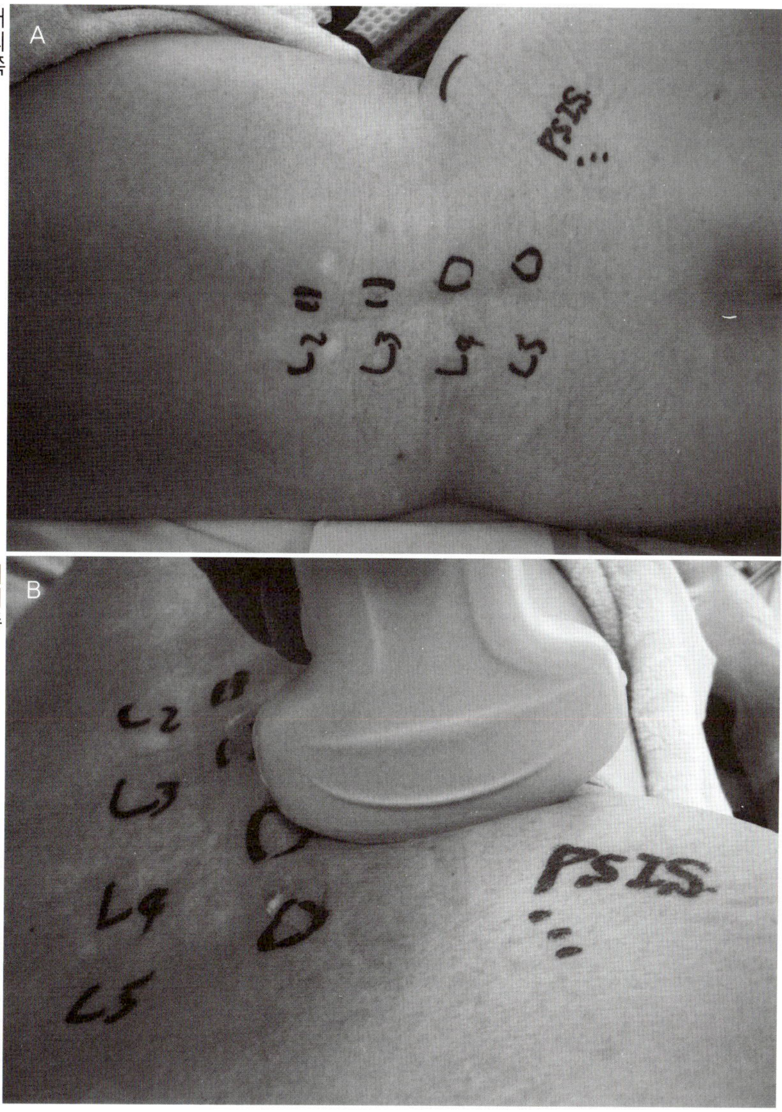

[그림 1] 초음파 탐색자 놓는 법 – 체표 랜드마크 · 체위
(A) 체위와 체표 랜드마크
(B) 초음파 탐색자 놓는 법

L2–5 : 제 2–5요추극돌기, PSIS : 후상장골극

후상장골극(posterior superior iliac spine)

• 교차법으로 천자를 할 때에는 단축스캔으로 횡돌기(transverse process)를 중심으로 묘출하고, 탐색자를 90° 회전시켜 장축스캔을 한다.

초음파 탐색자 주파수

2 – 5 MHz의 곡선형 탐색자

차단침 천자법

평행법 : 내측천자법[그림 2A] 또는 외측천자법[그림 2B]
교차법 : 장축스캔 시

천자 전 초음파 영상 평가 [그림 3]

① 요추추궁에서 추간관절(zygapophysial joint), 관절돌기(articular process), 척주기립근(erector spinae muscle), 요방형근(quadratus lumborum), 대요근(psoas major muscle) 을 확인한다.
② 후복막강을 확인하는 것도 중요하다.

차단침 사이즈

21 – 23G 100 – 120mm의 신경자극용 차단침(신경자극을 할 수 있는 것이 좋다.)

국소마취제 투여량

마취영역 : 0.3 – 0.5% 로피바카인 25 – 30ml
통증 클리닉 영역 : 0.5% 리도카인(키시로카인) 또는 0.1% 로피바카인(부피바카인) 10 – 15ml(필요에 따라 +스테로이드)

실제 수기와 프로토콜

① 환자는 복와위 또는 블록을 시행할 쪽을 위로 한 측와위(sim's position)를 취한다.
② 극돌기(spinous process)의 약간 바깥쪽에서 극돌기와 평행하게 탐색자를 놓고,

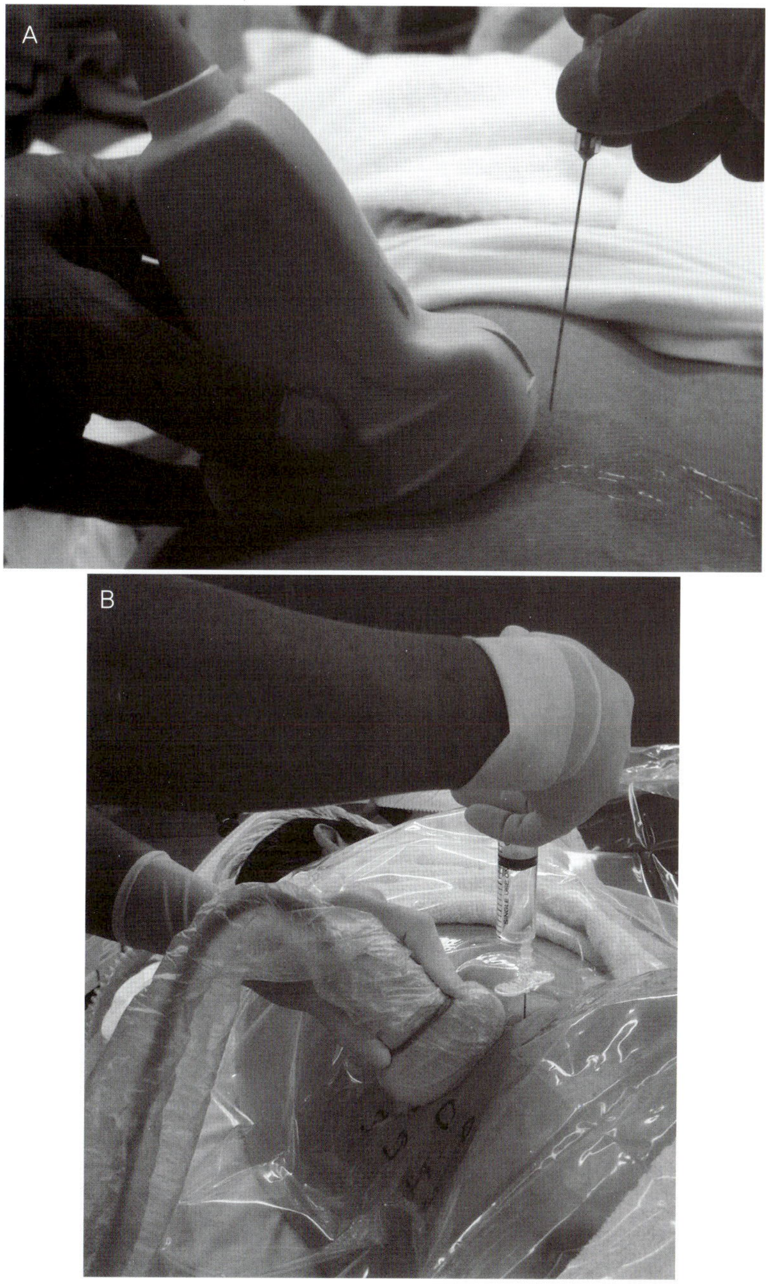

[그림 2] 차단침의 천자 방향(평행법)
(A) 내측천자법
(B) 외측천자법

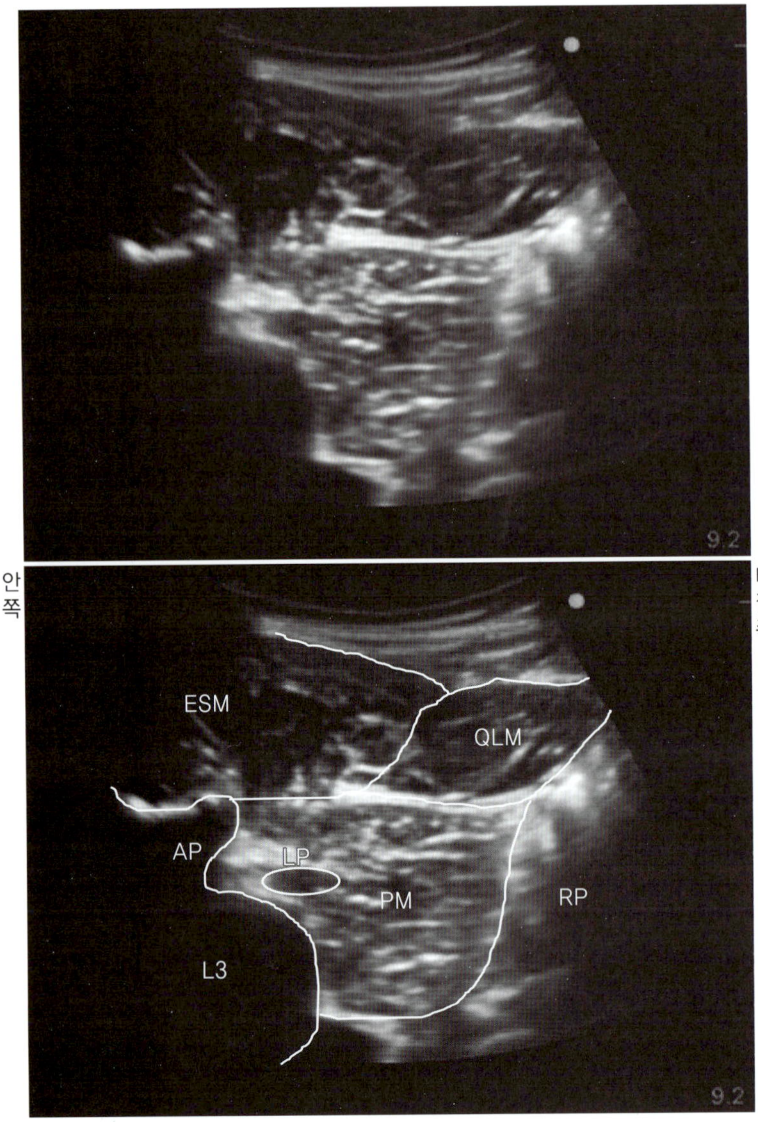

[그림 3] 천자 전 초음파 영상 · 해부

AP : 관절돌기(articular process), ESM : 척주기립근(erector spinae muscle),
L3 : 제 3요추추체, LP : 요신경총, PM : 대요근(psoas major muscle),
QLM : 요방형근(quadratus lumborum), RP : 후복막강

요추추궁에서 천골(sacrum)에 걸쳐 스캔하고, 제 3 또는 4척추의 레벨을 확인한다(horsehead sign).

③ 제 3 또는 4요추 레벨에서 탐색자를 90° 회전시켜 환측의 극돌기, 추궁(arch of vertebra), 추간관절, 횡돌기(transverse process)를 확인한다.

④ 극돌기 바깥쪽에서 척주기립근(erector spinae muscle)을, 횡돌기 바깥쪽에서 요방형근을 확인한다.

⑤ 횡돌기(transverse process)는 음향음영을 동반한 삼각형의 저에코성 구조로 확인되지만, 탐색자를 조금 꼬리쪽 또는 머리쪽으로 움직이면 횡돌기 맨 밑의 바깥쪽에서 요방형근의 안쪽 테두리와 접하는, 타원이나 원형의 근육 구조를 확인할 수 있다. 이것이 대요근(psoas major muscle) 이다[그림 3].

⑥ 요신경총은 성별이나 체격에 관계없이 횡돌기에서 약 2cm 배쪽에 떨어진 곳에 위치한다. 초음파 영상에서 대요근 등쪽 1/3부근의 횡돌기 기부 가까운 곳에서 약간 고에코의 띠 구조로 확인된다.

⑦ 미리 스캔해서 탐색자의 위치를 결정한 다음 환부를 소독하고 구멍 뚫린 투명한 천으로 덮고, 탐색자에 커버를 씌우고, 신경자극(전극을 장착하는 등)을 위한 준비를 한다.

⑧ 내측천자법의 경우, 탐색자를 가능한 바깥쪽으로 밀고, 대요근(psoas major muscle), 요추추체의 바깥선을 확인할 수 있는 영상에서 탐색자 안쪽에서 피부와 거의 직각으로 차단침을 천자한다[그림 2A].

⑨ 외측천자법의 경우, 척주기립근(erector spinae muscle)의 바깥 선 부근이 탐색자의 바깥 선이 되는 위치에서 대요근(psoas major muscle)을 묘출하고, 탐색자 바깥쪽부터 차단침을 천자, 척주기립근 바깥쪽을 관통하고, 대요근근막을 바깥쪽에서부터 관통하듯이 바늘을 전진시킨다[그림 2B].

⑩ 교차법으로 천자할 경우, 제 3요추횡돌기를 중심으로 제 2−3 및 제 3−4요추 횡돌기간이 보이는 영상(trident sign)을 묘출하고서, 횡돌기의 후방음영 사이에서 묘출된 대요근을 향해서 탐색자의 중앙에서 약 5−10° 각도로 맞춘 뒤 약간 수직으로 차단침을 삽입한다.

⑪ 차단침이 대요근근막까지 닿으면 신경자극장치로 2Hz, 0.1ms, 1mA로 자극한다[그림 4].

⑫ 대퇴사두근이 수축되면 0.5mA 이하의 자극에서 수축되는 곳으로 차단침 끝을 조정하고 국소마취제를 주입한다.

⑬ 약물이 퍼지는 것은 무에코성 구조로써 확인되고, 요신경신경근 또는 요신경총이 약간 고에코성 구조인 것으로 확인할 수도 있다[그림 5].

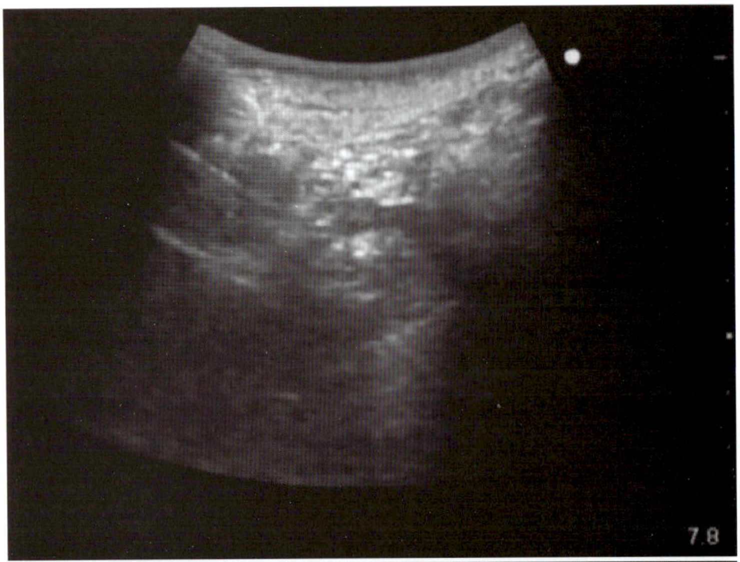

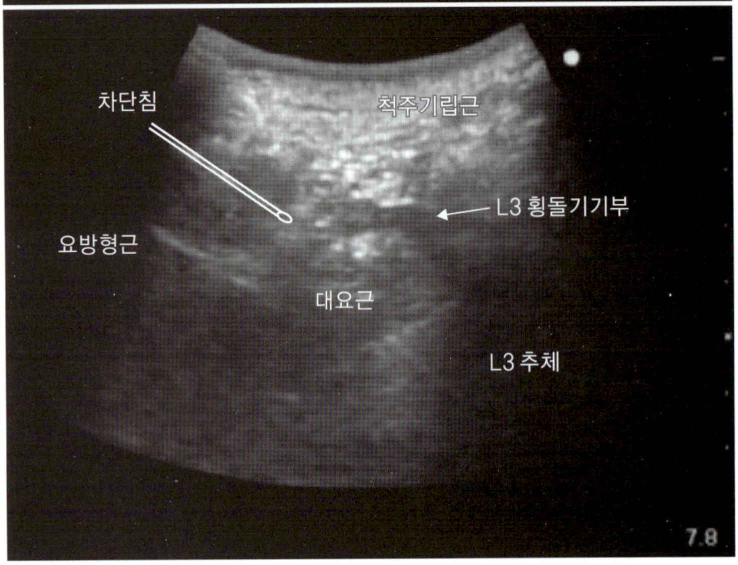

[그림 4] 차단침 천자 시의 초음파 영상(평행법)

외측천자법의 경우

척주기립근(erector spinae muscle) • 요방형근(quadratus lumborum muscle) • 횡돌기(transverse process) • 대요근(psoas major muscle)

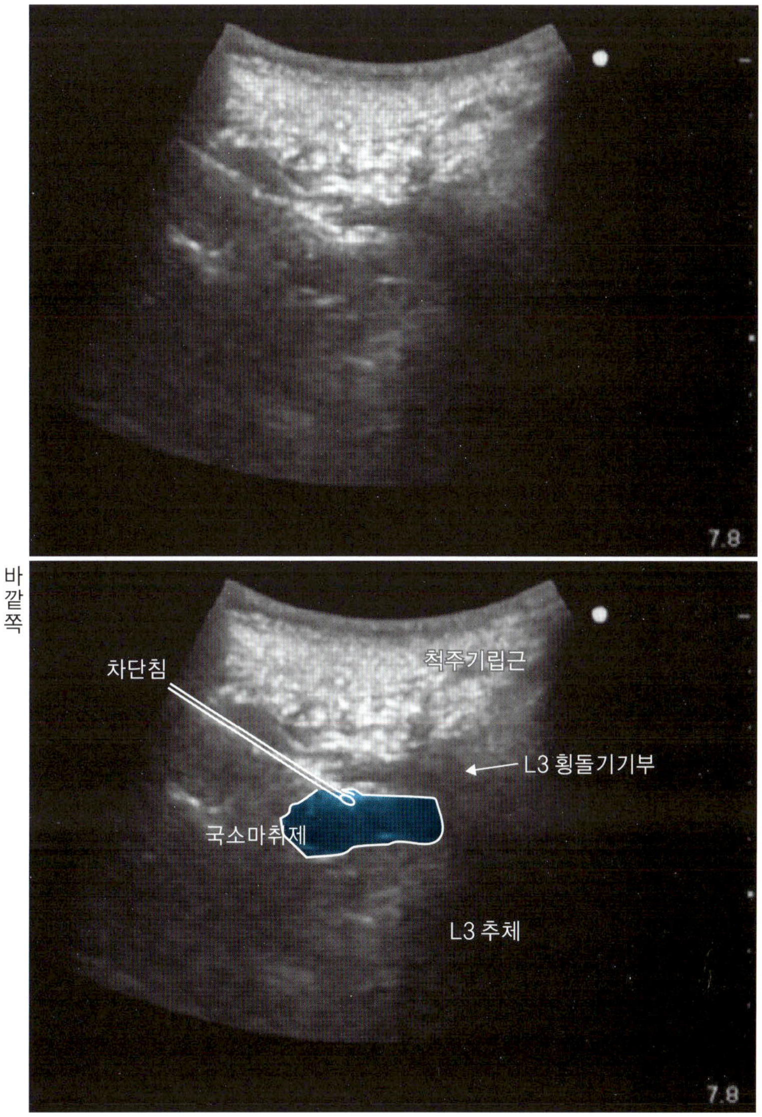

[그림 5] 국소마취제 주입 후의 초음파 영상(평행법)

외측천자법의 경우

척주기립근(erector spinae muscle) • 횡돌기(transverse process)

시술 요령

1) 대요근구획블록에 의해 차단되는 외측대퇴피신경, 대퇴신경, 폐쇄신경 모두가 L2, L3의 신경섬유를 포함하고 있고, 블록요법의 확실성을 생각하면 제 4-5요추 레벨에서 실시하는 것보다는 제 2-3 또는 제 3-4요추간에서 블록을 하는 것이 좋다.
2) 대퇴근구획블록은 심부블록이고, 블록수기 자체가 통증을 동반하기 때문에 미다졸람 2-3ml 또는 펜타닐 50-100mcg를 먼저 투여하고서 시행하는 것이 좋다.

합병증

대요근내 혈종, 경막외 마취, 신경근 손상

참고문헌

1) Kirchmair L, Entner T, Kapral S, et al. Ultrasound guidance for the psoas compartment block : An imaging study. Anesthesia and Analgesia 2002;94:706-10.
2) Kamaker M, Ho a, Li X, Kwok W, et al. Ultrasound- guided lumbar plexus block through the acoustic window of the lumbar ultrasound trident. British Journal of Anesthesia 2008; 100:533-7.
3) Capdevila X, Macaire P, dadure C, et al. Continuous psoas compartment block for post-operative analgesia after total hip arthroplasty:new landmarks, technical gudelines, and clinical evalution. Analg 2002;94:1606-13.

3 요추추간관절(척수신경후지내측지) 블록

해부

- 추간관절(zygapophysial joint)은 위쪽 추골의 하관절돌기(Inferior articular process)와 아래쪽 추골의 상관절돌기(superior articular process)로 구성된 평면 관절이다.
- 척수신경후지내측지는 후지외측지와 분지된 후, 상관절돌기의 바깥쪽, 횡돌기(transverse process)의 머리쪽을 통해 뒤쪽으로 돌아들어와 위아래의 관절돌기(articular process), 극상인대, 극간인대에 분포한다[그림 1]. 따라서 관절돌기와 횡돌기로 형성된 각의 위쪽 끝부분이 국소마취제의 주입점이 된다.
- 각각의 추간관절(zygapophysial joint)에는 그곳에 상응하는 척수신경의 내측지와 하나 위에 있는 척수신경의 내측지가 분포하고 있다.
- 따라서 어떤 추간관절의 통증을 없애기 위해서는 그곳에 상응하는 척수신경내측지와 1개 위에 있는 내측지 2곳에 블록을 시행한다.

적응

추간관절통의 진단 · 치료

체위

복와위. 허리 밑에 베개를 받치고, 요추를 앞으로 가볍게 구부리면 시술하기에 좋다[그림 2].

초음파 탐색자의 위치와 방향

목표한 요추의 레벨에서 극돌기(spinous process)의 바깥쪽으로 체축과 수직으로 탐색자를 놓는다.

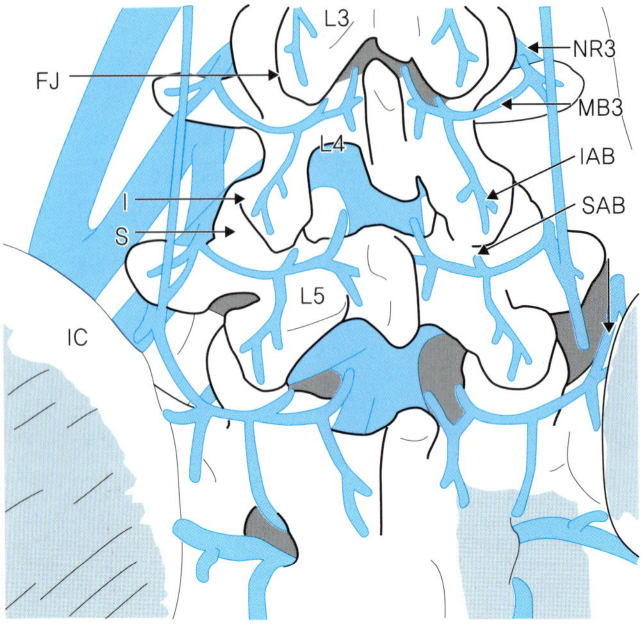

[그림 1] 척수신경 해부

IC : 장골릉, FJ : 추간관절강, I : 하관절돌기(Inferior articular process), S : 상관절돌기(Superior articular process), L3 · L4 · L5 : 각각 제 3 · 제 4 · 제 5요추추궁, NR 3 : 제 3요신경근, MB 3 : 제 3요신경후지내측지, SAB : 상관절지, IAB : 하관절지

(Fujiwara Y, Komatsu, T, Gofeld M. Ultrasound－guided lumbar(L1－L4) zygapophysial medial branch and L5 dorsal ramus block. In : Bigeleisen PE, Oregaugh SL, Moayeri N, editors. Ultrasound-guided regional anesthesia and pain medicine. Philadelphia : Wolters Kluwer / Lippincott Williams & Wilkins ; 2009. Fig 37－2a에서 작성)

초음파 탐색자 주파수

저주파수(2－5MHz)의 곡선형 탐색자

차단침 천자법

평행법

천자 전 초음파 영상 평가

① 환자는 복와위로 한다.

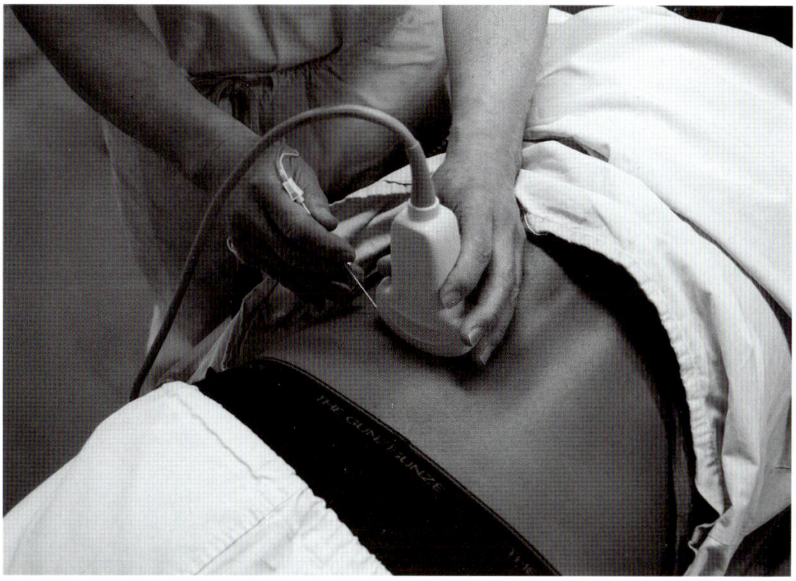

[그림 2] 블록 시행 시의 체위

② 요부 정중앙에서 2cm 정도 바깥쪽으로 체축과 평행하게 탐색자를 놓고, 각 요추의 횡결절, 천골(sacrum)을 묘출한다.

③ [그림 3]과 같이 요추 레벨에서는 뼈 구조가 단속적으로 묘출되는 것에 비해, 천골(sacrum) 레벨에서는 연속된 구조로 묘출된다. 이 소견을 지표로 해서 블록하고자 하는 요추를 확인한다.

차단침 사이즈

20－22g, 100mm의 바늘

국소마취제 투여량

0.5－1.0% 메피바카인 0.5－1.0ml

추간관절(zygapophysial joint) 안에 주입할 때는 덱사메타손 2mg을 첨가

실제 수기와 프로토콜

① 목표한 요추 레벨에서 탐색자를 정중앙에 체축과 수직으로 놓고 극돌기(spinous process) 를 확인한다. 탐색자를 그대로 옆으로 평행이동시키고, 관절돌기(articular process), 횡돌기(transverse process)가 동시에 보이도록 미세하게 조정한다[그림 4].

② 천자 부위에 국소마취를 한 뒤, 관절돌기와 횡돌기로 형성된 각[그림 4 : →]을 향해서 평행법으로 차단침을 전진시킨다. 차단침 끝이 뼈에 닿으면 탐색자를 90° 회전시켜 차단침의 끝이 그 각의 머리쪽 끝에 있는 것을 확인한다[그림 5].

③ 차단침의 끝이 적절히 위치한 것을 확인했으면 혈액 등이 역류하지 않는 것을 확인하고 국소마취제를 주입한다[그림 6].

④ 환자에 따라서는 실제로 횡돌기 안에 있는 추간관절간격을 확인할 수 있을 때가 있다. 그 경우 평행법으로 바늘을 전진시키고, 추간관절(zygapophysial joint) 안에 직접 국소마취제를 주입하는 것도 가능하다[그림 7].

시술 요령

1) 목표물이 깊은 곳에 있기 때문에 차단침을 묘출하는 것이 어렵다. 탐색자에서 조금 떨어진 곳을 삽입점으로 정하고, 차단침의 삽입 각도를 가능한 낮게 하거나 초음파를 반사하기 쉬운 바늘을 사용해서 차단침의 묘출을 적정화 한다.
2) 추간관절(zygapophysial joint) 안으로 주입하는 것은 관절간격이 확인되었다고 해도 실제로는 염증으로 인한 반흔화, 석회화 등으로 인해 곤란할 때가 있다.

합병증

- 출혈, 감염, 신경손상(신경근을 잘못 천자하는 것으로 인한) 등의 가능성이 있다.
- 차단침의 끝을 정확하게 확인하면서 시술을 하는 것이 중요하다.

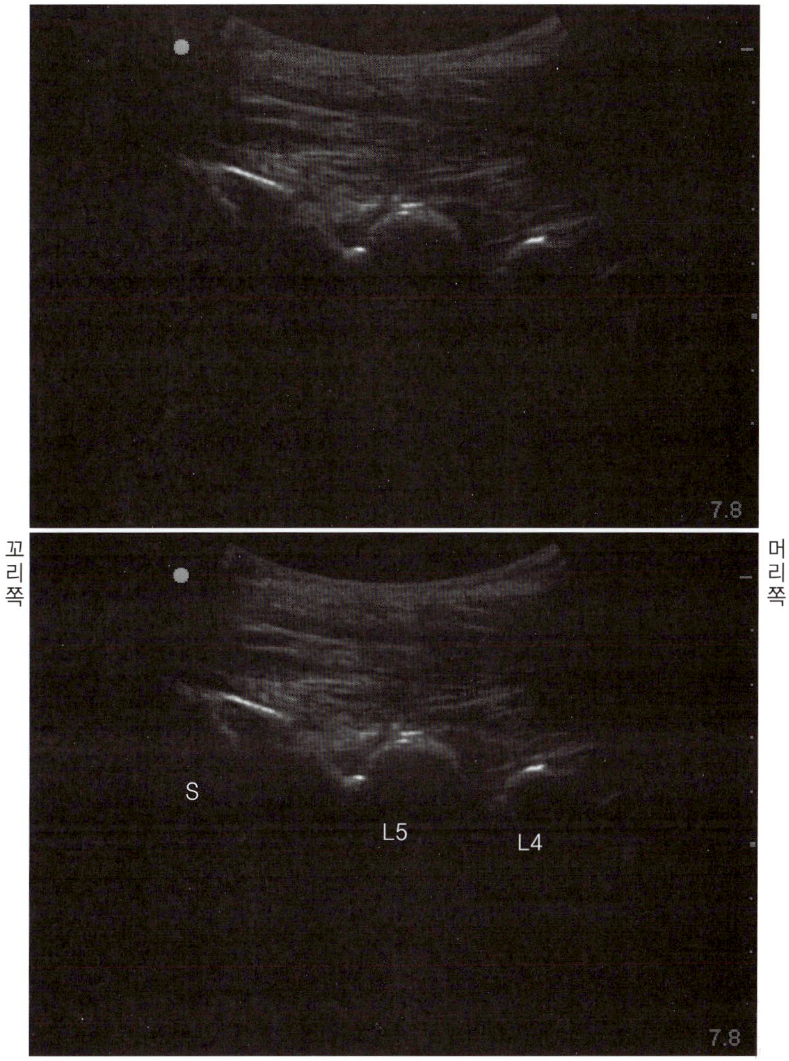

[그림 3] 요천추 이행 부분의 초음파 영상

횡돌기(transverse process) 레벨에서 척주와 평행하게 탐색자를 놓는다.
L4 – L5 : 각각 제 4 – 제 5 요추횡돌기, S : 천골(sacrum)

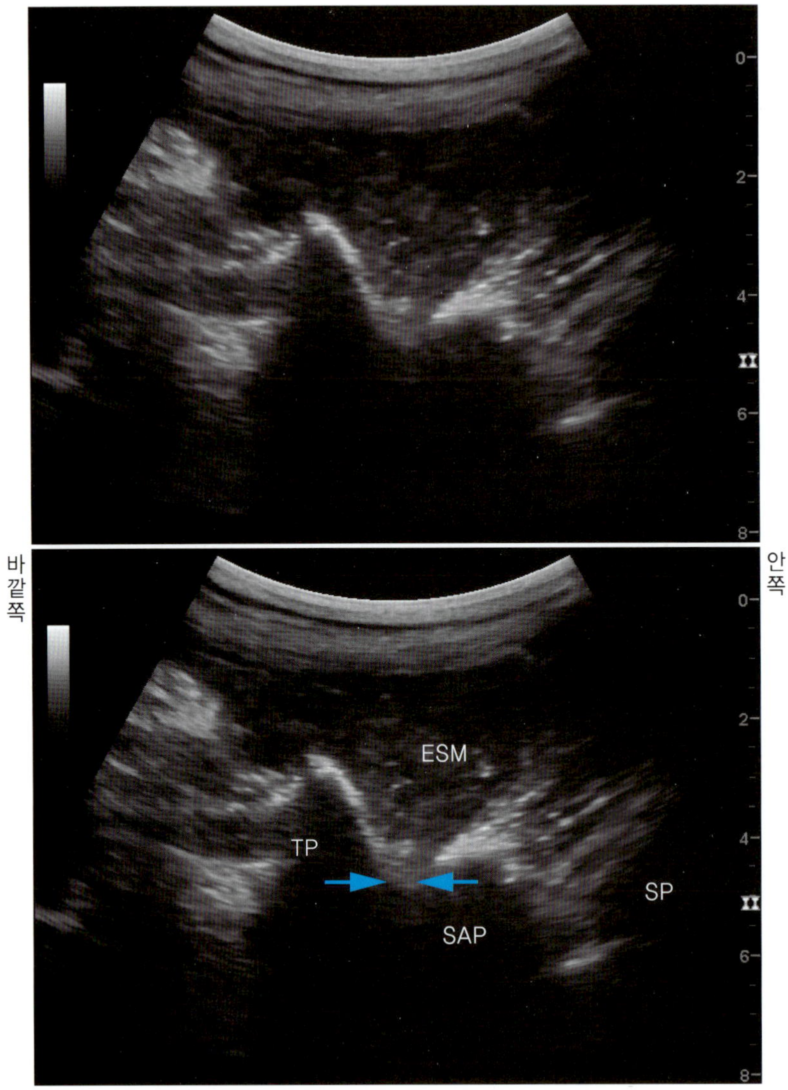

[그림 4] 척수신경후지내측지블록 시의 초음파 영상(횡단영상)

SP : 극돌기(spinous process) , SAP : 상관절돌기(superior articular process),
TP : 횡돌기(transverse process), ESM : 척주기립근(erector spinae muscle)
➔ : 국소마취제 주입점

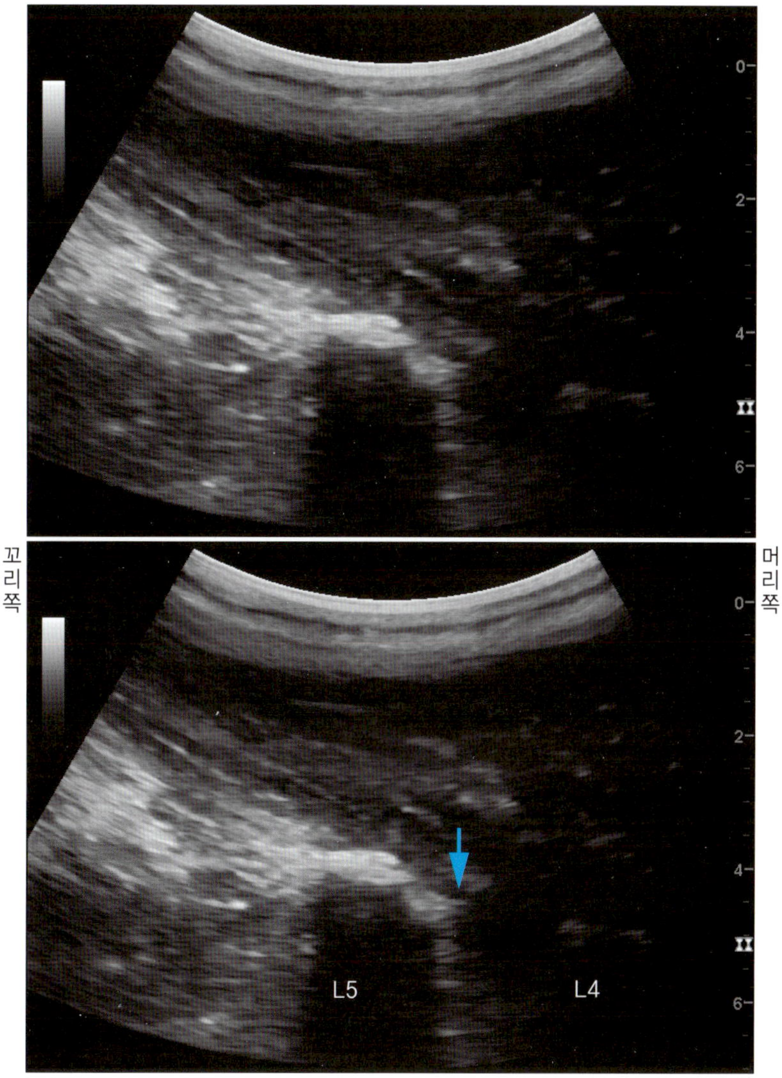

[그림 5] 척수신경후지내측지 블록 시의 초음파 영상(시상단면 영상)

L4 – L5 : 각각 제 4 – 제 5요추횡돌기
→ : 국소마취제 주입점

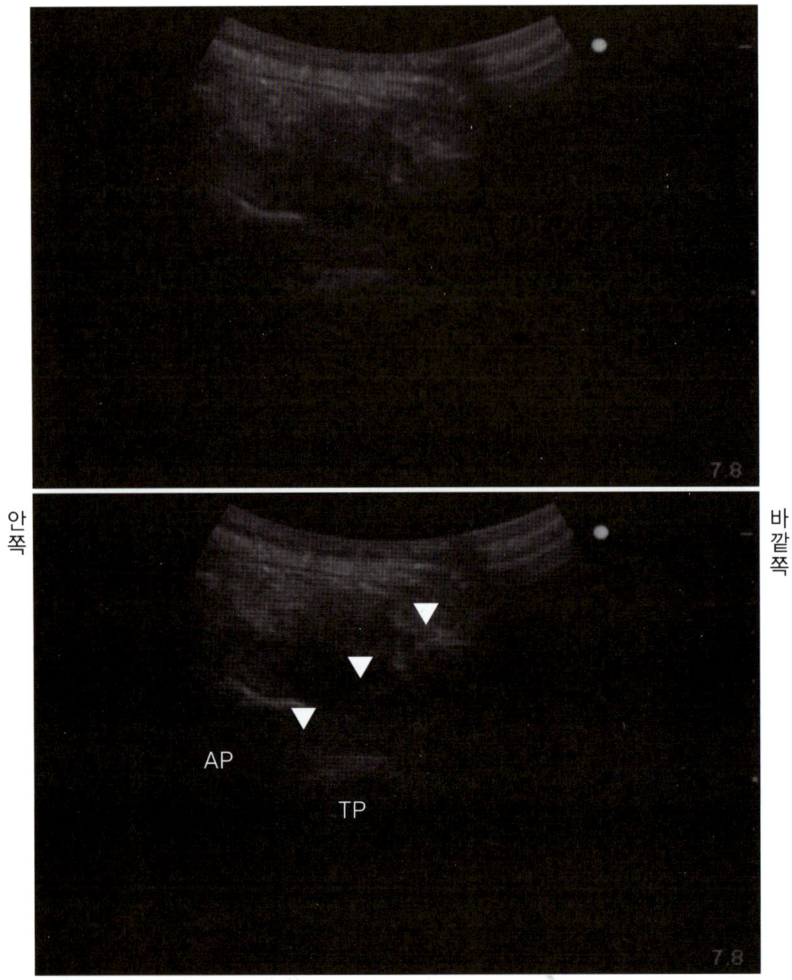

[그림 6] 차단침 천자시의 초음파 영상

▷ : 차단침, AP : 관절돌기(articular process), TP : 횡돌기(transverse process)

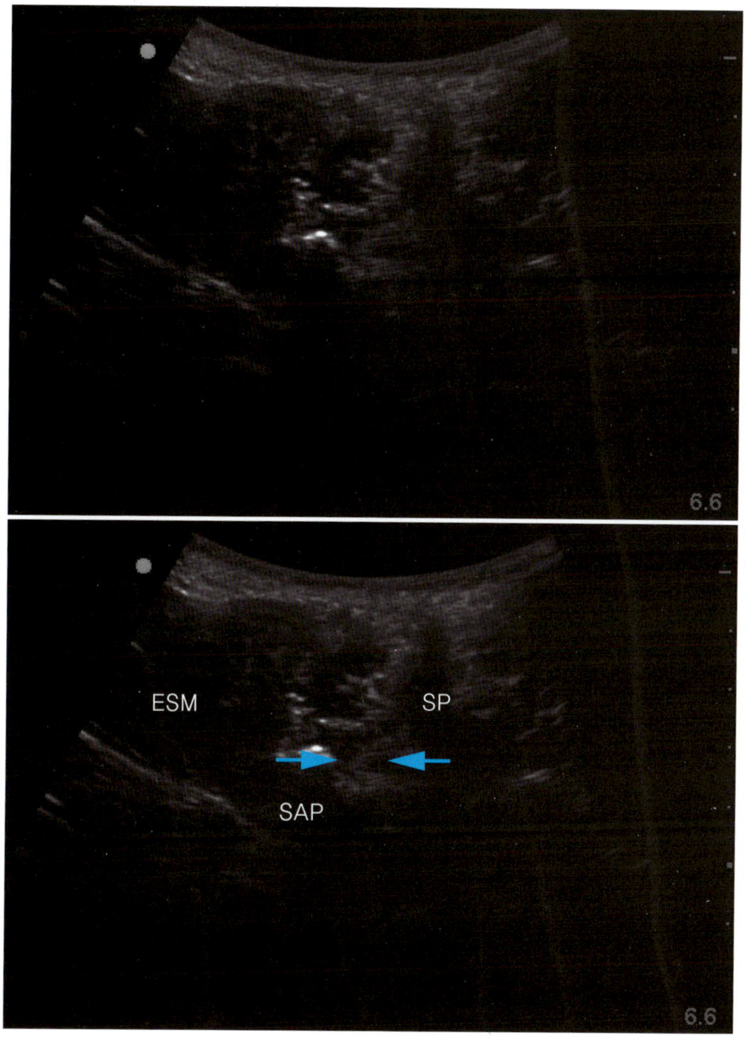

[그림 7] 추간관절내 국소마취제 주입 시의 초음파 영상

SP : 극돌기(spinous process), SAP : 상관절돌기(superior articular process),
ESM : 척주기립근(erector spinae muscle)
➡ : 국소마취제 주입점

참고문헌

1) Shim JK, Moon JC, Yoon KB, et al Ultrasound- guided lumbar medial-branch bolck:A clinical study with floroscopy control. Reg Anesth pain Med 2006;31:451-4.

2) Greher M, Scharbert G, Kamolz LP,rt al. Ultrasound- guided lumbar facet nerve block:A sonoanatomic study of a new methodologic approach. Anesthesiology 2004;100:1242-8.

3) Fujiwara Y, Komatsu T, Gofeld M, Ultrasound-guided lumbar(L1-L4) zygapophysial medial branch and L5 dorsal ramus block. In:Bigeleisen PE, Oegaugh SL, Moayeri N, editors. Ultrasound-guided regional anesthesia and pain medicine. Philadephia:Wolters Kluwer/Lippincott Wiliams & Wilkins;2009.

4 신경근블록(root block)

시작하며

요부신경근은 깊은 곳에 위치하기 때문에 초음파를 이용한 영상묘출은 쉽지 않다. 요부신경근블록은 투시 하의 시술이 가장 일반적이고, 초음파 영상 유도만으로 요부신경근블록을 시행한 사례는 아직 보고된 것이 없다. 그렇지만 초음파 영상이 블록요법에 도움이 되는 부분도 있어, 여기에서는 Sato 등[1)]이 보고한 초음파 및 신경자극법을 병용한 블록요법을 소개한다. 이 방법은 척주 레벨 및 조영 소견을 확인하기 위해 X선투시도 하지만, 초음파 영상이나 신경자극 장치를 사용함으로써 방사선의 피폭량을 최소화할 수 있다.

해부

- 요부의 척수신경은 척주관(spinal canal) 안에서는 추궁근의 안쪽을 주행한다.
- 전근과 후근이 척수에서 바깥쪽으로 떨어져, 추궁근의 꼬리쪽을 바깥쪽의 앞 또는 꼬리쪽 으로 주행하고, 추간공 부근에서 하나의 척수신경이 된다.
- 추간공에서 척주관(spinal canal) 밖으로 나온 척수신경은 전지와 후지로 나뉘어, 전지는 대요근 안으로 들어간다.
- 이 블록은 추간공을 통해 척주관(spinal canal) 밖으로 나온 척수신경의 신경근을 블록하는 것이다.

적응

요하지통 : 신경근증의 진단 및 치료

체위

복와위에서, 배 아래에 베개를 받치고 요추를 앞으로 구부린다.

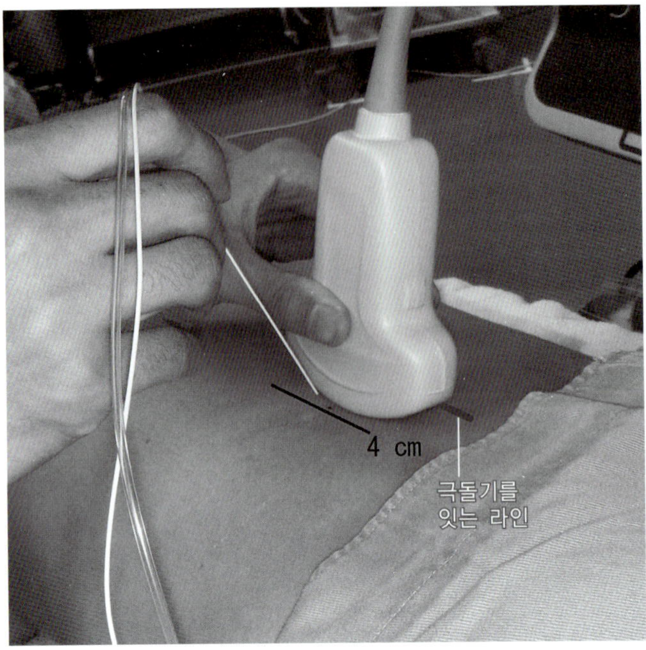

[그림 1] 초음파 탐색자 놓는 법 – 체표 랜드마크 · 차단침의 천자 방향

초음파 탐색자의 위치와 방향 [그림 1]

목표한 레벨의 요추극돌기 약 3cm 바깥쪽에서 체축과 평행 또는 체표면과 수직으로 탐색자를 놓는다. 여기서 횡돌기(transverse process) 맨 아래에 있는 시상단면 영상을 묘출한다.

초음파 탐색자 주파수

2 – 5MHz 곡선형 탐색자

차단침 천자법

교차법

극돌기(spinous process) • 횡돌기(transverse process)

천자 전 초음파 영상 평가 [그림 2, 3]

① 요추극돌기의 약 2cm 바깥쪽에서 체축과 평행하게 탐색자를 놓고, 추궁(arch of vertebra)~관절돌기(articular process) 레벨의 시상단면상을 묘출한다. 초음파 영상은 연속되는 고에코성의 올록볼록한 상이 된다[그림 2B]. 요추－천골(sacrum) 이행부가 되는 L5/S의 관절돌기를 확인하고 추간관절(zygapophysial joint)을 묘출하면서 탐색자를 머리쪽으로 이동시키고, 목표한 요추 레벨을 확인한다. 또 X선 투시를 해서 요추의 레벨을 재확인한다.

② 탐색자를 1cm 정도 바깥쪽으로 옮기면 추간관절이 연속된 고에코가 끊겨 횡돌기(transverse process)의 기부를 포함한 관절돌기(articular process)의 단절적인 고에코가 묘출된다[그림 2C]. 척추 부분은 음향음영을 동반하지만 상하관절돌기 사이는 초음파가 통과하기 때문에 신경근을 포함한 깊은 부분의 조직이 묘출된다. 횡돌기 기부의 꼬리쪽 경계에서 약 1cm 깊은 곳에 있는 고에코가 신경근이 된다.

차단침 사이즈

21G, 70－100mm의 차단침

국소마취제 투여량

1－2ml (스테로이드를 포함한 것도 있다.)

실제 수기와 프로토콜

① 극돌기(spinous process)의 2－3cm 바깥쪽에서 체축과 평행하면서 체표면과 수직으로 탐색자를 놓고 횡돌기(transverse process)의 맨 아래 부분을 포함한 관절돌기(articular process)의 시상단면상을 묘출한다.

② 탐색자의 외연중앙부(극돌기에서 3－4cm 바깥쪽에 해당하는)에 국소침윤마취를 하고, 그 뒤 신경자극용 차단침을 교차법으로 삽입한다. 신경의 상을 알기 어려울 때는 횡돌기 기부의 꼬리쪽 경계부위를 목표로 해서 삽입한다.

③ 차단침의 끝이 초음파 스캔면에 닿도록 신경근의 깊이에 맞춰 차단침을 10－15° 정도 안쪽으로 기울인다. 신경자극은 1mA의 강도로 하고, 신경의 지배 영

요추와 요추주위영역

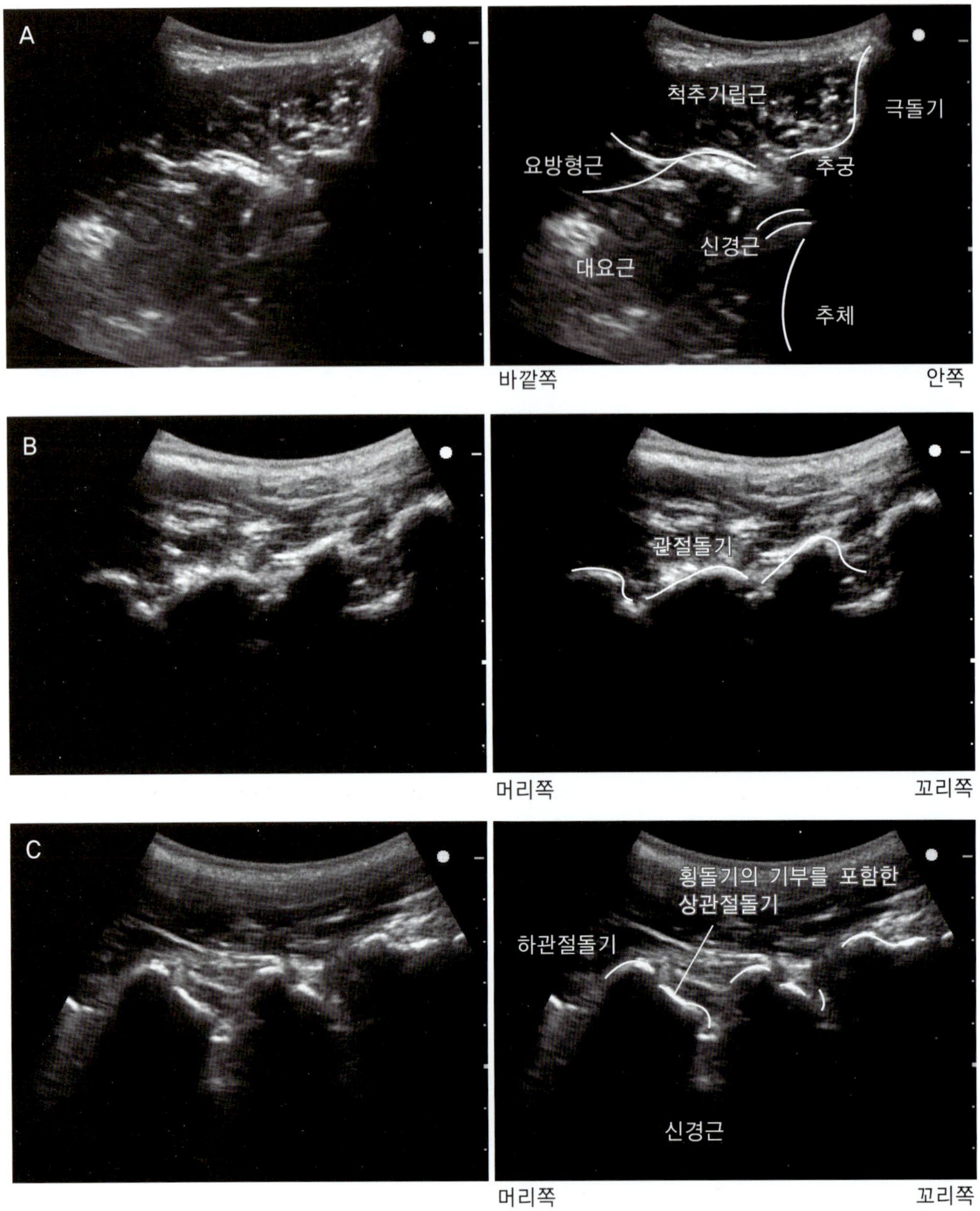

[그림 2] 천자 전 초음파 영상 · 해부
(A) 횡단면상
(B) 시상단면상(추궁~관절돌기 레벨)
(C) 시상단면상(횡돌기 기부를 포함한 관절돌기 레벨)

극돌기(spinous process) • 요방형근(quadratus lumborum muscle) • 추궁(arch of vertebra) • 대요근(psoas major muscle) • 관절돌기(articular process) • 횡돌기(transverse process) • 상관절돌기(superior articular process) • 하관절돌기(Inferior articular process)

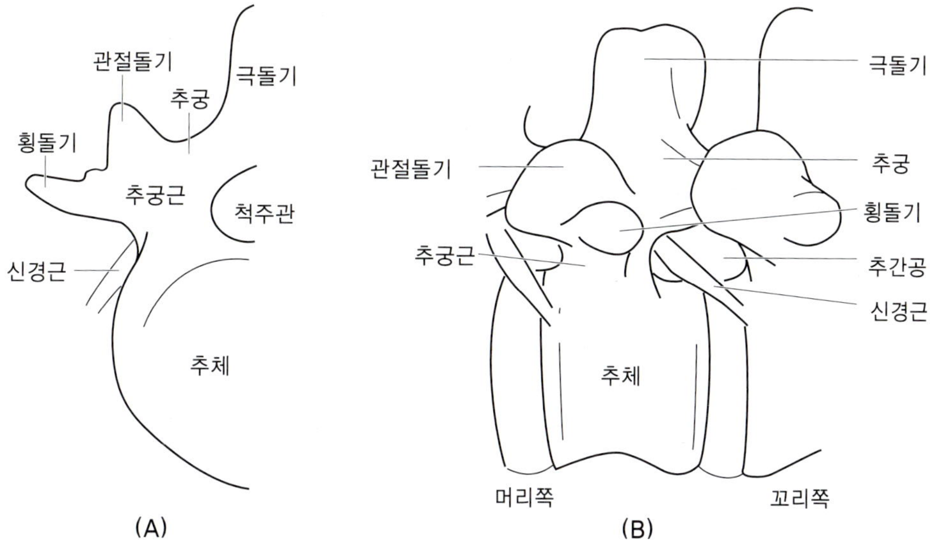

[그림 3] 척추의 해부
(A) 횡단면, (B) 시상단면

역에 이상 감각을 느낄 수 있을 때까지 차단침을 전진시킨다. 신경근은 횡돌기 사이 근육보다도 조금 깊은 곳에 위치하고 연부조직으로 싸여있다. 차단침이 횡돌기(transverse process)의 깊이 보다 더 지나가면서부터는 신중하게 바늘을 전진시킨다.

④ 하지에 이상 감각이 느껴지는 지점에서 X선 조영을 한다[그림 4]. 근육 수축이나 방사통은 없어도 괜찮다. 조영 소견을 확인한 후에 국소마취제와 스테로이드제 혼합액을 투여한다.

합병증

신경손상, 감염, 출혈, 지주막하블록

관절돌기(articular process) • 추궁(arch of vertebra) • 극돌기(spinous process) • 횡돌기(transverse process) • 척주관(spinal canal)

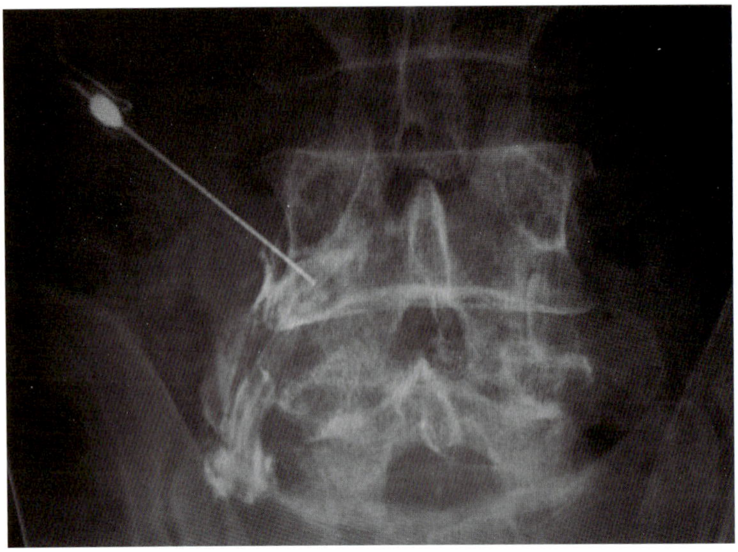

[그림 4] X선 조영

시술 요령

1) 차단침의 위치가 너무 바깥쪽으로 가면 대요근(psoas major muscle) 안을 주행하는 척수신경전지를 블록 할 가능성이 높아진다. 탐색자의 위치는 횡돌기(transverse process)의 가장 중추가 묘출되는 부위에 놓고 차단침 끝이 스캔면 안에 도달하도록 차단침을 조금씩 안쪽으로 기울여 삽입한다.
2) 초음파 영상은 차단침을 삽입할 때의 지표는 되지만, 차단침 끝의 최종 위치나 투여한 약물이 퍼지는 것을 영상으로 확인하기 어렵다. 차단침 끝의 최종 위치를 조정하는 것은 신경자극 소견에 따라야만 한다.

참고문헌

1) Sato M, simizu S, Kadota R, et al. Ultrasound and nerve stimulation-guided L5 nerve root block. Spine 2009;34:2669-73.

4 천골(sacrum)과 천골주위영역

1 천골경막외블록

해부 [그림 1]

- 천골(sacrum)은 유합한 5개의 천추로 구성되고, 머리쪽은 제 5요추, 꼬리쪽은 꼬리뼈, 좌우 양쪽은 장골과 각각의 관절면을 형성한다.
- 천골(sacrum) 뒷면의 정중천골능(median sacral crest)은 극돌기(spinous process)가

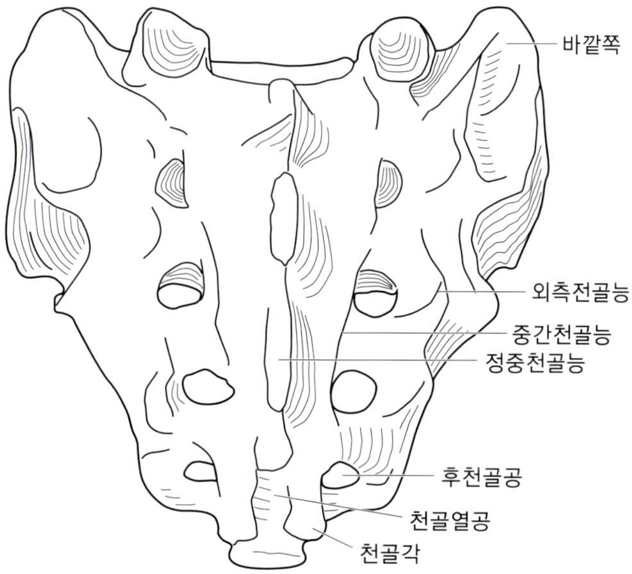

[그림 1] 천골(sacrum) 뒷면의 해부

천미인대가 천골(sacrum)과 미골을 이어주듯 덮고 있다.

외측천골능(lateral sacral crest) • 중간천골능(intermediate crest) • 정중천골능(median sacral crest) • 후천골공(dorsal sacral foramina) • 천골열공(sacral hiatus) • 천골(sacrum cornu)

융합한 것이고, 정중천골능(median sacral crest)의 양쪽 바깥쪽을 종주하는 중간천골능(intermediate crest)은 관절돌기(articular process)가 유합한 것이다. 이 중간천골능의 아래쪽 끝이 천골각(sacral cornue)이다.

양쪽 천골각에 낀 부위가 천골열공(sacral hiatus)이다. 천골열공은 천골과 꼬리뼈를 잇는 천미인대(sacrococcygeal ligament)로 덮여 있다.

- 천골관(sacral canal) 안에서는 말총 및 척수액을 포함한 경막낭이 성인은 제 2천추, 신생아는 제 4천추의 레벨에서 끝나고, 경막낭의 꼬리쪽이 경막외강이다. 좌우의 후상장골극을 잇는 라인은 제 2천추의 극돌기(spinous process)를 통과한다.

적응

- 전신마취의 진통보조법 : 배꼽보다 꼬리쪽을 수술하는 것이 적응이 된다(서혜부 탈장, 정류고환, 음낭수종, 하지수술, 회음부의 처치 등).
- 통증 클리닉 영역 : 요하지통, 회음부통증

체위

복와위 또는 측와위. 복와위의 경우는 하복부에 베개를 받치고 엉덩이 부분을 높게 하면 천골열공(sacral hiatus)을 만지기 쉬워진다. 측와위의 경우는 무릎을 구부리고 복부를 당긴다.

초음파 탐색자의 위치와 방향 [그림 2]

횡단면 : 천골각을 중심으로 꼬리뼈부터 후상장골극까지의 사이

시상단면 : 정중천골능(median sacral crest)부터 꼬리뼈까지의 사이

초음파 탐색자 주파수

목표한 부위는 피부에서 비교적 가깝기 때문에 고주파(10MHz)의 직선형 탐색자(linear probe)를 사용한다.

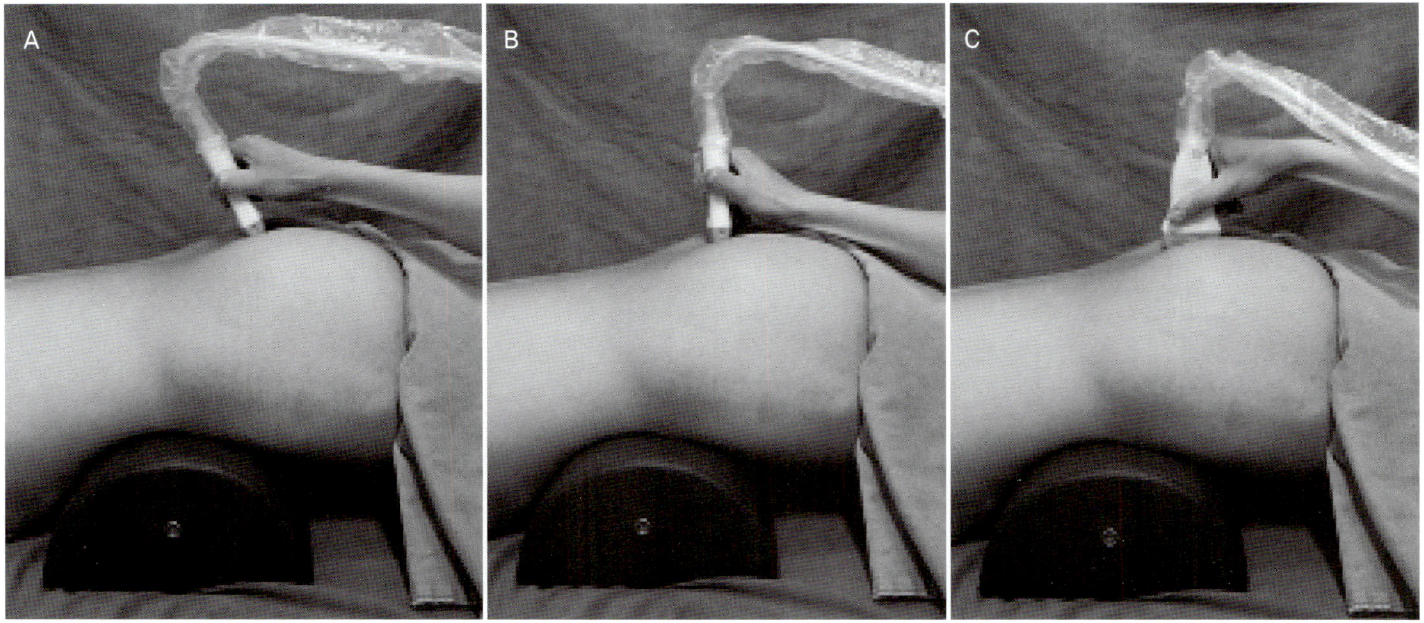

[그림 2] 초음파 탐색자 놓는 법

교차법은 양쪽의 천골각을 잇는 선 위에 피부와 수직으로 탐색자를 놓고 천골횡단면의 영상을 묘출한다. (A → B로 조작한다). 평행법은 양쪽의 천골각을 잇는 선 위에 피부와 수직으로 초음파 탐색자를 놓고 시상단면의 영상을 얻는다(C).

차단침 천자법

천골열공(sacral hiatus)을 삽입점으로 해서 차단침을 꼬리쪽에서 머리쪽을 향해 삽입한다. 교차법일 때 차단침은 초음파 빔과 교차하는 점으로 묘출된다.

평행법으로는 초음파 영상으로 차단침 전체를 묘출하는 것은 가능하지만, 바늘이 뼈에 닿고서 방향을 바꾸면 바늘을 묘출하기는 어렵다.

천자 전 초음파 영상 평가

① 체표 랜드마크인 꼬리뼈, 천골(sacrum) 및 후상장골극의 위치를 확인하고 마킹한다.

② 피부와 수직으로 초음파 탐색자를 놓으면, 양쪽의 천골각이 뒤쪽 음향음영을 동반해 고에코성으로 묘출된다. 천골각에 낀 표층의 띠 모양 고에코가 천미인대이고, 그 하층의 저에코가 천골열공(sacral hiatus)에 해당한다[그림 3B].

③ 초음파 탐색자를 90° 회전시키고, 정중천골능(median sacral crest) 아래에서 꼬리뼈 위쪽에 초음파 탐색자를 놓고, 천골각부의 가운데 시상단면의 영상을 얻는다[그림 4A]. 2세 이하의 소아는 천골관 내부의 경막낭 및 경막외강을 관찰한다[그림 5]. 경막낭 내부는 저에코성으로, 그 아래의 위치를 확인한다. 또 정중천골능(median sacral crest)의 꼬리쪽은 천골열공(sacral hiatus)이고, 천골열공은 천미인대로 덮여 있다.

차단침 사이즈

1회 주입법일 때는 22 또는 23G, 30－70mm의 일회용 주사기를 사용

국소마취제 투여량

소아 환자 : 0.5－1ml/kg(최대 20ml까지)

성인 환자 : 1% 리도카인 5－15ml 정도

실제 수기와 프로토콜

환자는 복와위 또는 측와위를 취하고, 피부 소독과 탐색자에 멸균 탐색자 커버를 씌우는 등의 준비를 한다.

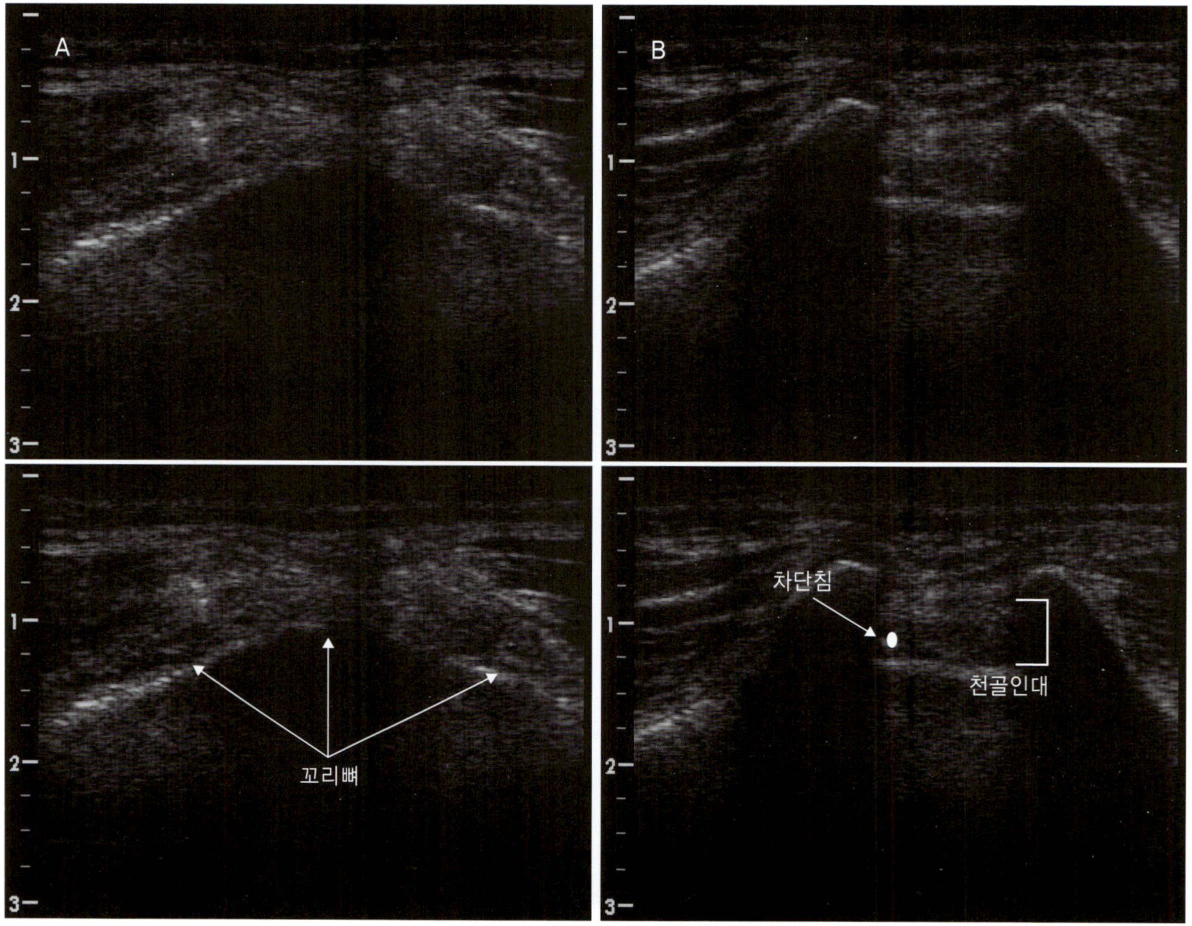

[그림 3] 미골(A) 및 천골열공(sacral hiatus)부 (B)의 횡단면상

천골열공(sacral hiatus)

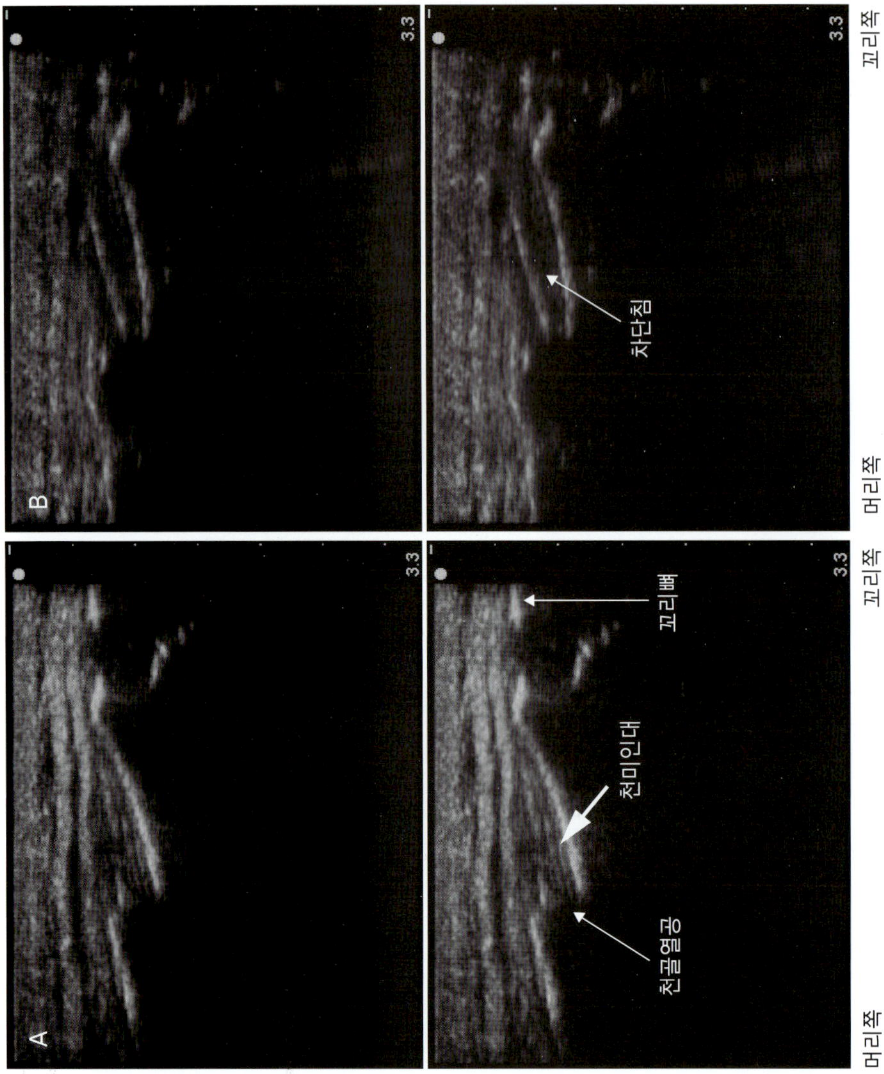

[그림 4] 천골열공(sacral hiatus)부의 시상단상(성인)
(A) 천자 전 (B) 천자 중

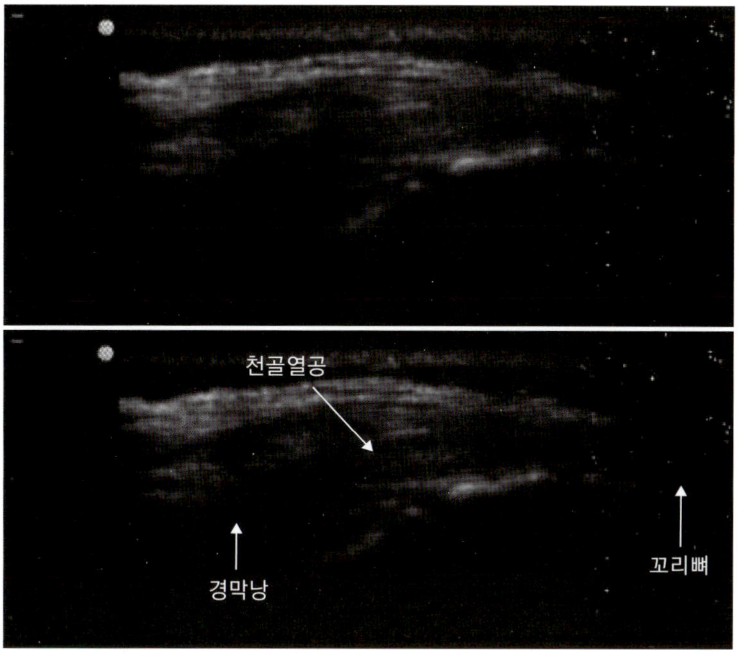

[그림 5] 천골열공(sacral hiatus)부의 시상단상(11개월 소아)

교차법

① 양쪽의 천골각을 잇는 선 위에 피부와 수직으로 초음파 탐색자를 놓고 천골횡단면의 영상을 묘출한다.

② 탐색자를 꼬리쪽으로 기울이고[그림 2A] 천골각의 꼬리쪽부터 삽입한 바늘을 영상으로 확인했으면 바늘을 전진시키는 것과 동시에 탐색자를 머리쪽을 향해 되돌린다[그림 2B].

③ 바늘이 피부, 피하부터 천골각에 낀 띠 모양의 고에코(천미인대)를 통과하는 것을 확인한다[그림 3B].

평행법

① 앞서 마킹해둔 천골각 및 후상장골극의 위치를 확인하고, 초음파 탐색자를 천골능 중앙 위에 놓고 시상단면의 영상을 얻는다.

천골열공(sacral hiatus) • 경막낭(dural sac)

② 초음파 영상에서 천골(sacrum), 천미인대, 경막외강, 소아에서는 경막낭을 확인하고, 차단침의 삽입방향을 결정한다.

③ 차단침의 삽입점은 천골열공(sacral hiatus)의 가운데 부근이 된다.

④ 차단침의 삽입 방향은 꼬리쪽부터 평행법으로 행하고, 차단침 끝이 피하조직을 지나 천미인대를 통과하고 천골열공 안으로 사라진다[그림 4B].

⑤ 소아의 경우 초음파 영상에서 차단침 끝이 경막외강에 있는 것을 확인하면서 약물을 주입하는 것도 가능하다.

성인의 경우는 천골이 유합(conglutination)되었기 때문에 내부의 구조나 약물이 주입되는 상태를 관찰하는 것은 어렵다.

시술 요령

교차법일 때는 천골열공(sacral hiatus)심층의 경막외강에서 차단침을 확인하기 위해 초음파 탐색자를 꼬리뼈 방향에서 천골열공쪽으로 기울여가면서 천자하는 것이 시술하기 쉬울 때가 많다.

합병증

- 일반적인 국소마취제에 인한 합병증 외에, 경막천자, 신경손상, 혈관천자, 경막외혈종, 경막외농양, 국소마취제 중독 등.
- 천골경막외강은 지방조직과 혈관이 풍부하기 때문에, 다른 부위의 경막외블록(epidural block)과 비교해서 국소마취제 중독의 빈도가 높다.

참고문헌

1) 堀田訓, 仙骨硬膜外ブロック, 小松 徹, 佐 裕, 瀬尾憲正. 廣田和美編. 超音波ガイド下 區域麻醉法. 東京:克誠堂出版; 2007. p.180-6

2) Epidural cadal anesthesia . in:Jankovic D and Wells C, editor. Regional nerve blocks. Berlin: Blackwell Science; 2001. p.287-306.

2 천골신경근블록(경천골공블록) (sacral nerve root block)

해부 [그림 1]

- 천골(sacrum)은 출생 직후 5개 있던 천추가 수년간에 걸쳐 유합하면서 생긴 1개의 뼈로 골반 뒷면을 형성하고 있다.
- 원래 천추에 있던 각 부위는 유합한 후에 모양과 명칭이 바뀌어, 극돌기(spinous process)는 정중천골능(median sacral crest), 관절돌기(articular process)는 중간천골능(intermediate crest), 횡돌기(transverse process)는 외측천골능(lateral sacral crest)이 된다.

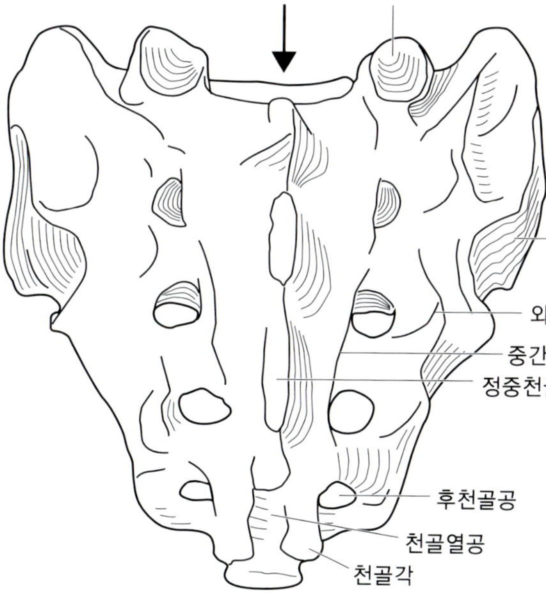

[그림 1] 천골 뒷면의 해부

후천골공(dorsal sacral foramina)을 통과한 천골(sacrum) 내부에 천골신경근이 존재하고, 전지는 배쪽의 전천골공으로, 후지는 등쪽의 후천골공을 통과한다.

상관절돌기(superior articular process) • 중간천골능(intermediate crest) • 정중천골능(median sacral crest) • 후천골공(dorsal sacral foramina) • 천골열공(sacral hiatus) • 이상면(auricular surface)

천골과 천골주위영역

- 좌우에 한 개씩 있던 추간공은 각각 앞뒤 방향으로 바꾸어, 좌우 각각 4개의 전천골공과 후천골공으로 나누어 졌다.
- 말총부터 이어진 천골신경에서 유래한 신경근 중에 제 1부터 제 4천골신경근까지는 천골(sacrum) 안을 좌우 비스듬히 주행하고, 천골공에서 전지와 후지가 나뉘어져 각각 전천골공과 후천골공을 통해 천골 밖으로 나간다.
- 제 5천골신경근은 천골 아래의 좌우에서 뼈 밖으로 나간다.
- 천골(sacrum) 바깥쪽의 이상면(auricular surface)은 장골(ilium)의 이상면(auricular surface)과 견고하게 관절을 형성하고 있다.

적응

천장관절통 및 그 주위의 요통, 하지뒤쪽(천골신경 또는 좌골신경 영역)의 통증과 신경증상. 신경장애 부위의 레벨 진단을 위해서 행할 때도 있다.

체위

복와위

초음파 탐색자 위치와 방향

제 5요추와 천골(sacrum)의 레벨은 중앙의 장축상에서 확인하고, 이어 천골공은 단축상에서 확인한다[그림 2].

초음파 탐색자 주파수

5MHz 전후의 곡선형 탐색자

차단침 천자법

교차법. 천장관절을 지배하는 후지를 블록할 때는 천골공 안에 차단침을 전진시킬 필요가 없기 때문에 평행법으로도 가능하다.

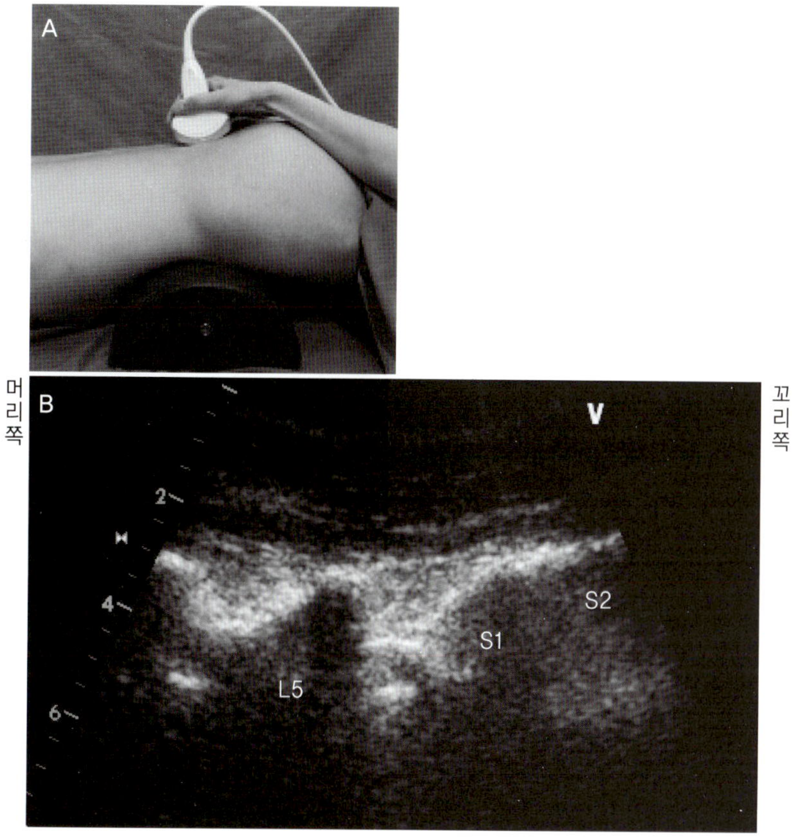

[그림 2] 천골공의 확인과 묘출

(A) 제 5요추(L5)와 천골상단을 정중앙의 장축상에서 확인하고 있다.

(B) 제 5요추극돌기부터 제 1(S1) 및 제 2천추(S2)에 해당하는 정중천골능(median sacral crest)까지의 장축상

천자 전 초음파 영상 평가

제 1부터 제 4천골공 중에서 어떤 것인지를 주위의 뼈 구조를 보고 확인한다.

차단침 사이즈

22－23G, 50－80mm의 차단침

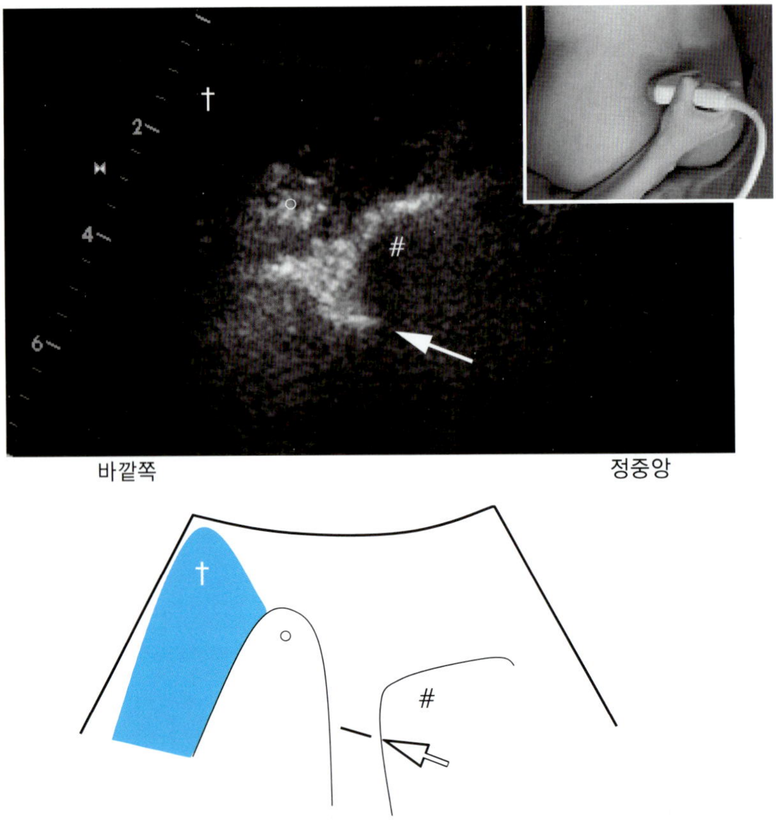

[그림 3] 제 1천골공의 초음파 단축상과 묘출한 모습

뼈의 연속성이 끊겨, 후천골공(⇨)에서 배쪽까지 초음파 빔이 도달한다. 제 1후천골공의 바로 바깥쪽은 바깥쪽천골능(○), 더욱 바깥쪽에는 부풀어 오른 장골능(iliac crest)이(†), 안쪽은 중간천골능(intermediate crest) (#)이 묘출된다.

국소마취제 투여량

0.75% 로빈바카인 또는 2% 리도카인과 스테로이드의 혼합액을 한 곳에 1－3ml 씩 투여한다.

실제 수기와 프로토콜

① 정중앙의 장축상에서 5요추와 천골상단을 확인한다. L5/S1 사이에 있는 경막외강의 꼬리쪽에 연속되는 음향음영이 있는 완만한 뼈의 연속이 천골(sacrum) 뒷면의 중앙 부분이 된다[그림 2].

② 천골(sacrum) 위쪽에서 단축상을 보고, 천골 중앙의 위쪽 돌기(S1 극돌기)와 블록할 쪽의 장골을 초음파 영상으로 확인한다. 거기서 꼬리쪽으로 조금 이동시켜, 뼈의 연속이 처음으로 끊어진 부위가 제 1후천골공이 된다[그림 3].

③ 초음파 탐색자를 꼬리쪽으로 더 내려서 제 2후천골공 이하 제 3, 제 4후천골공까지 확인하고 마킹한다[그림 4]. 후천골공의 안쪽은 중간천골능(intermediate crest), 바깥쪽은 외측천골능(lateral sacral crest)이, 뼈가 융기한 상태로 초음파 영상에 묘출된다. 제 1부터 제 4까지의 후천골공은 바깥쪽부터 가운데를 향하며 거의 일직선이 된다[그림 5].

④ 블록을 시행할 신경근에 도달한 천골공을 초음파 영상의 중앙에 다시 한 번 묘출하고, 탐색자 중앙 부근에서 교차법으로 천자한다.

⑤ 피부와 거의 수직으로 천자하여, 처음에 뼈에 닿았던 깊이로부터 수 cm 전진한 곳에서 천골신경근에 대한 자극을 얻는 경우가 많다.

⑥ 신경자극장치를 병용해서 환부로 방산통이나 근육 수축을 확인하고 약물을 투여할 수 있다. 투여한 약물은 천골(sacrum) 안에서 신경근에 따라 퍼지기 때문에

시술 요령

1) 천골공을 뒤쪽에서 보면 안쪽으로 향하므로 초음파 탐색자를 안쪽으로 기울인다.
2) 차단침을 전진시킬 때 천골공 주위의 뼈에 닿아 삽입하기 어려울 때가 있기 때문에 차단침을 조금씩 옮기면서 전진시켜간다.
3) 배쪽까지 깊이 천자하여 발생하는 장관 천자를 피하기 위해, 초음파 영상에서 천골(sacrum) 뒷면까지의 거리, 방산통이나 전기 자극으로 인한 하지로의 자극을 참고해서 깊게 천자하지 않도록 주의한다.
4) 제 1천골공의 단축상에서는 바깥쪽에서 장골능(iliac crest)이 크게 올라와 있는 경우가 많다.
5) 제 3및 제 4천골공의 단축상에서는 바깥쪽에 장골이 존재하지 않게 된다.

합병증

하지의 신경증상의 악화, 혈종, 감염, 장관천자

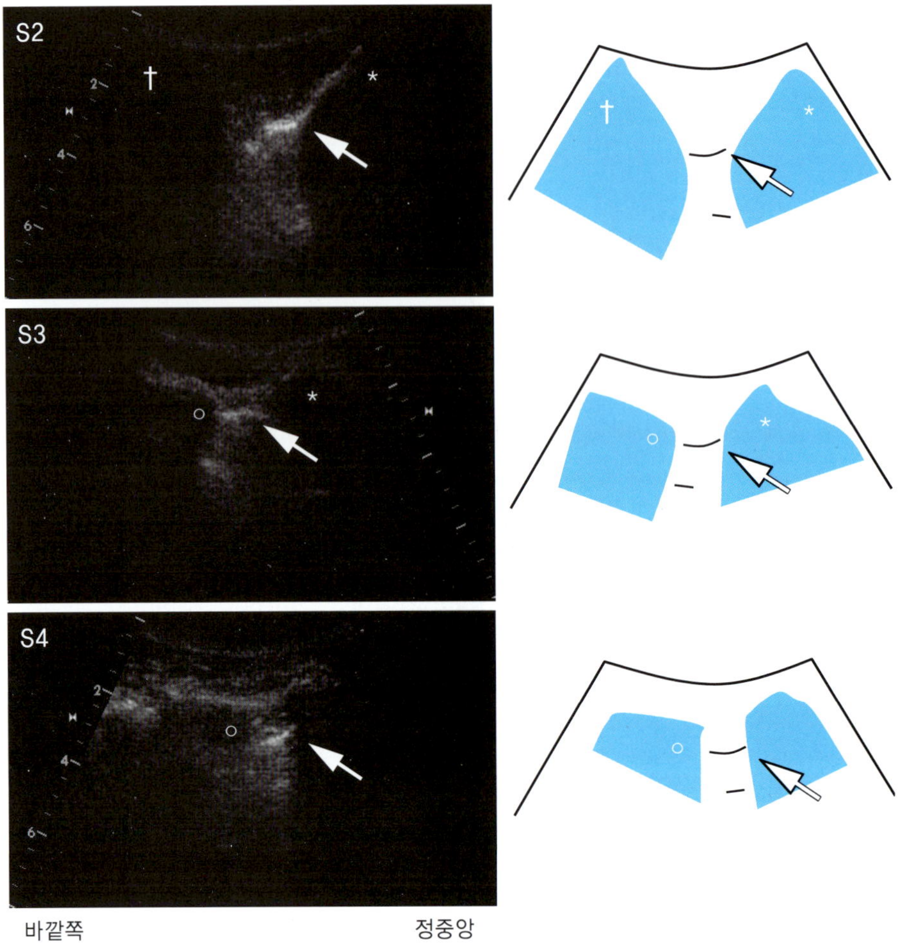

[그림 4] 제 2천골공(S2), 제 3천골공(S3), 제 4천골공(S4)의 초음파 단축상

뼈 표면의 음향음영 중에, 초음파 빔이 배쪽까지 통과하는 것이 후천골공(dorsal sacral foramina)(⇨)이 된다. 제 2후천골공까지는 바깥쪽으로 장골(†)이 관찰된다. 가운데에는 정중천골능(median sacral crest) (∗)이 묘출되고, 후천골공의 바로 바깥쪽은 외측천골능(lateral sacral crest)에 해당한다(○).

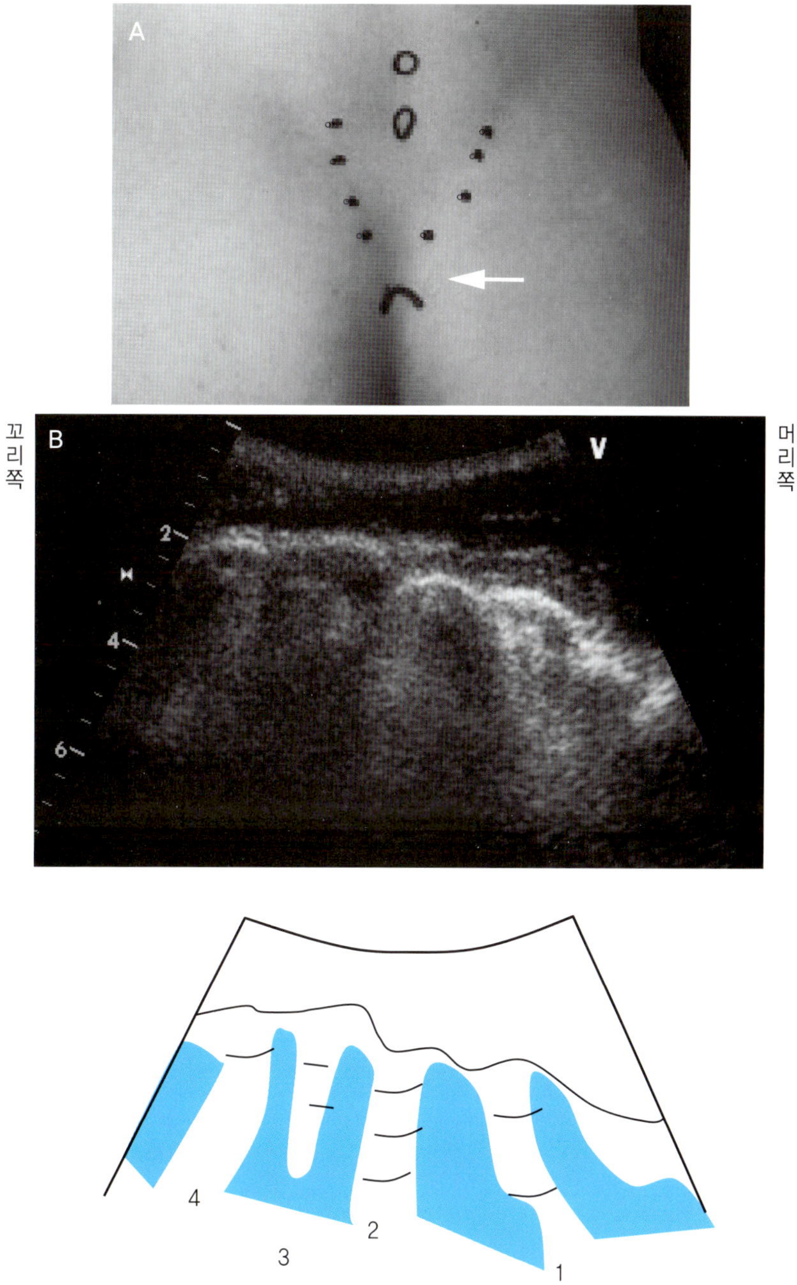

[그림 5] 제 1－제 4천골공 및 천골열공(sacral hiatus)의 피부 마킹(A)과 초음파 장축상(B)

○ : L5와 S1의 극돌기(spinous process) , ● : 천골공, 1 : 제 1후천골공, 2 : 제 2후천골공, 3 : 제 3후천골공, 4 : 제 4 후천골공, ⇨ : 천골열공(sacral hiatus)

참고문헌

1) 坂井建雄, 松村護, 大谷 修, 河田光博監譯. プロメテウス解部學アトラス第3巻. 東京:医學書院;2007
2) 小松 徹, 佐 裕, 瀬尾憲正. 廣田和美編. 超音波ガイド下 區域麻醉法. 東京:克誠堂出版;2007

3 천장관절블록(sacroiliac joint block)

시작하며

초음파 영상으로는 확인할 수 없다.

환자가 요하지통을 호소할 때는 각종 영상진단 후에 요근근막부의 통증유발점 주사(trigger point injection), 요부경막외마취 등이 시행되지만, 반드시 원인 규명이나, 증상 개선과 연결되지 않은 사례도 있다. 이러한 경우 천장관절블록을 시행함으로써 통증의 발생 원인을 감별할 수 도 있고, 자각증상의 개선에도 유용하다.

해부

천장관절에 분포하는 감각신경은 관절 전면에 L5, S1전지, 아랫면에 상둔신경(superior gluteal nerve), S1, S2후지내측지, 뒷면에 L5, S1후지내측지 등이 분포한다[1].

적응

외상성 또는 출산 직후의 천장관절불안정증, 변형성관절증, 강직성척추염 등이 의심될 경우는 요하지통의 감별진단 및 치료가 행해진다. 요하지통을 호소하는 환자 중, 천장관절과 관련한 통증은 약 10%로, 10대와 50대에서 가장 많이 나타나는 것으로 보인다.

체위

복와위 또는 측와위로 가능하다. 환자가 편한 자세를 택한다.

초음파 탐색자의 위치와 방향 [그림 1~3]

곡선형 탐색자를 사용한다. 마른 체형의 환자에게는 마이크로 곡선형 탐색자도 유용하다. 기본적으로 횡단스캔에서 주변의 골음영과 천자 목표인 천장관절면의 골음영이 단절되는 부분을 확인한다.

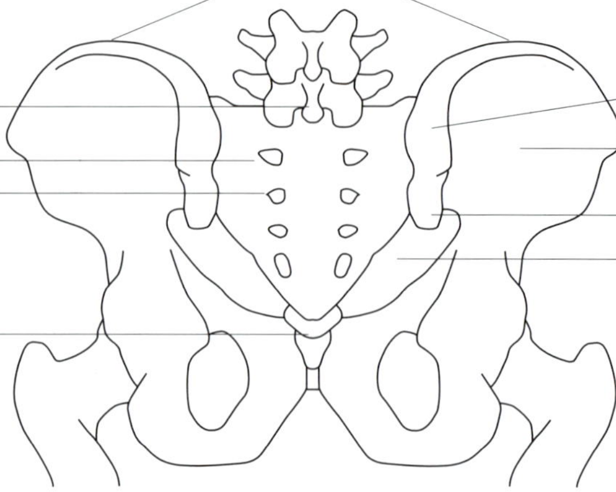

[그림 1] 요천골 등쪽의 랜드마크

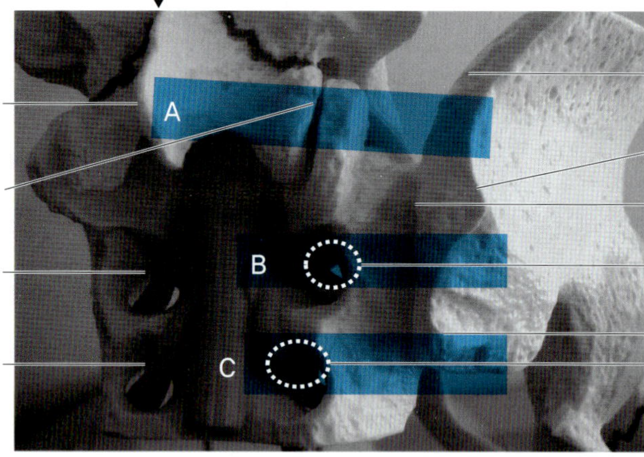

[그림 2] 천골(sacrum) 윗부분의 랜드마크

신경근과의 위치관계를 명시하기 위해 천골(sacrum) 뒷면을 개방해서 표시
A : 횡단스캔 시작 부위, B : 제 1후천골공부위 횡단 스캔, C : 제 2후천골공부위 횡단 스캔

장골능(iliac crest) • 장골익(iliac wing) • 천골공(sacral foramina) • 장골극(iliac spine) • 상후장골극(posterior superior iliac spine) • 하후장골극(inferior posterior iliac spine) • 대좌골공(greater sciatic foramen) • 미골(coccyx)

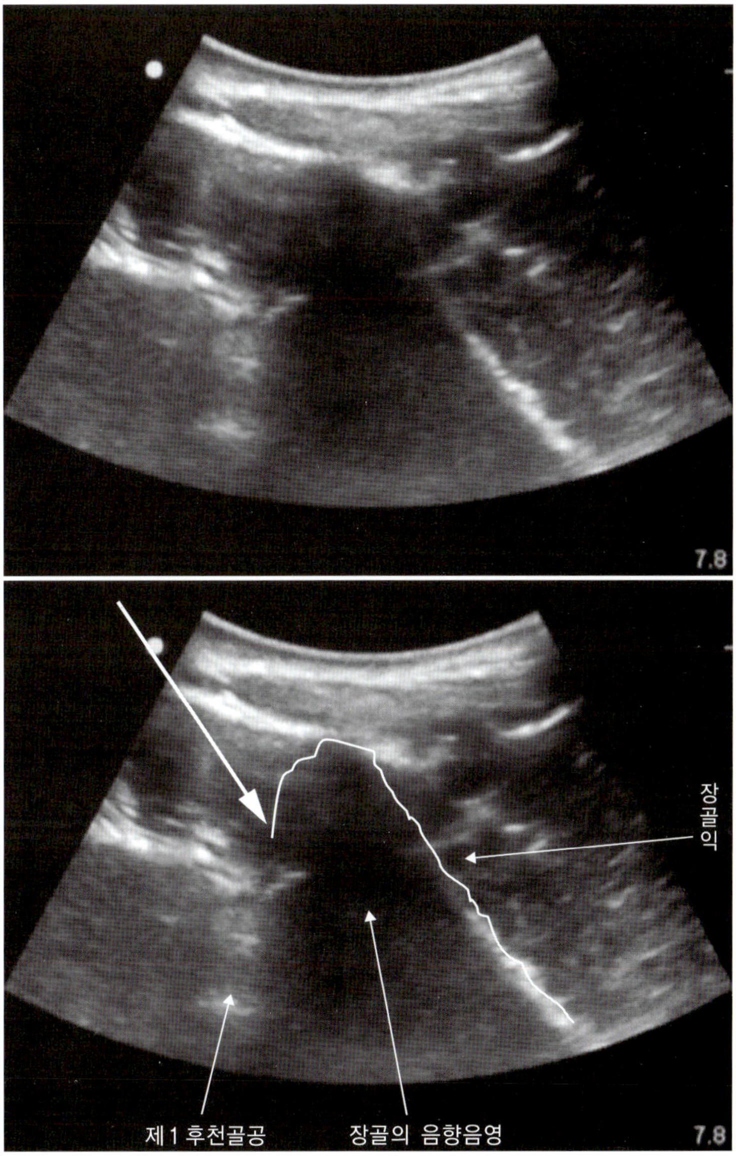

[그림 3] 그림 2의 B위치에서의 초음파 영상과 천장관절면의 방향

⇨ : 천장관절면의 방향

후천골공(posterior sacral foramen) • 장골익(iliac wing)

초음파 탐색자 주파수

2–5MHz 곡선형 탐색자

차단침 천자법

평행법을 기본으로 한다.

천자 전 초음파 영상 평가[2, 3]

① 횡단스캔에서 제 5요추의 극돌기와 후상장골극(posterior superior iliac spine)을 확인한다.

② 탐색자를 천천히 아래로 옮기면서 천골(sacrum) 등쪽 중간 및 외측천골능(lateral sacral crest)을 확인한다.

③ 바깥에서 장골능(iliac crest)과 그 곳에 연결된 둔근군(gluteal muscle gropu)의 부착면의 부드러운 곡선을 확인한다.

④ 중간 및 외측천골능 사이에서 초음파 빔이 아래로 빠져나가는 윈도우 부분이 제 1후천골공(dorsal sacral foramina)이다. 이 위치에서 외측천골능과 장골능의 사이로 골면에 단차가 생기는 부분이 천장관절면이다.

⑤ 천장관절면을 화면의 중앙에 두면서 탐색자를 꼬리쪽으로 더욱 평행이동하면 제 2후천골공이 된다. 그 높이가 천장관절의 꼬리쪽 끝이며 장골의 외연에 가장 가까운 부분이다.

⑥ 초음파 빔이 관절면 안으로 가능한한 들어가도록 탐색자의 바깥쪽 끝을 천천히 머리쪽으로 회전시켜 최적위치를 찾는다[그림 4, 5].

차단침 사이즈

23–22G, 60mm의 카테란 차단침이 사용하기 좋다. 그 외에 피부의 국소마취용으로 25G, 25mm의 바늘을 사용한다.

국소마취제 투여량

1% 메피바카인 3–5ml, 덱사메타손 4mg을 적당히 추가한다.

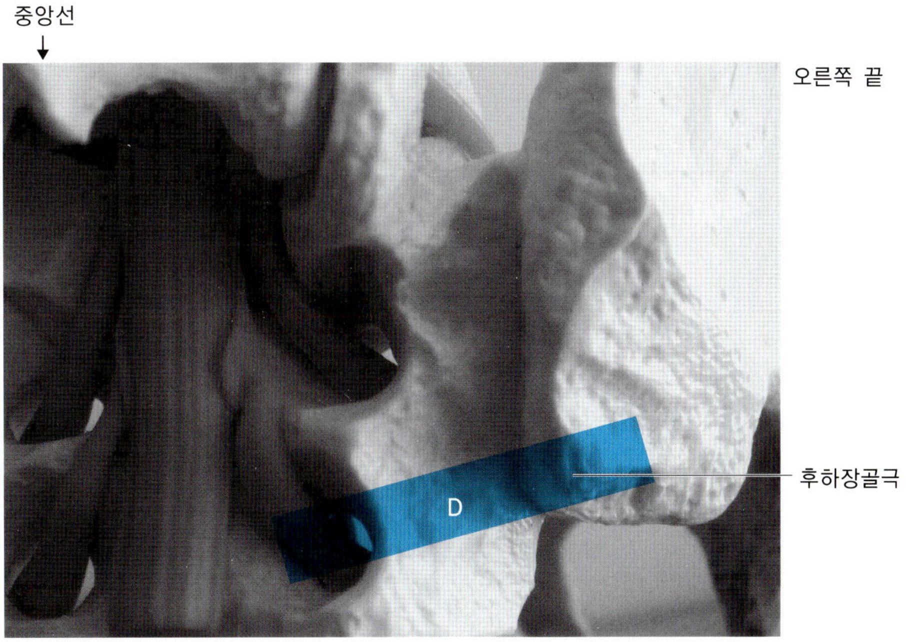

[그림 4D] 제 2후천골공(dorsal sacral foramien) 횡단스캔 수정 위치

실제 수기와 프로토콜

① 천장관절 윗부분은 관절면이 안쪽에서 바깥쪽으로 경사져있기 때문에, 복와위에서는 시술자는 건측에 서고, 환자의 맞은편에 초음파 기기를 준비해두고 차단침을 조작하는 편이 인체공학적으로 무리가 없다.

② 측와위에서는 환측을 아래로 하는 것이 천자하기 쉽다.

시술 요령

1) 자세하게 골표면의 윤곽을 묘출하고, 천골능 · 장골능을 확인하고 단계적으로 제 1· 제 2 후천골공을 확인해야 한다.

2) 제 2후천골공(posterior sacral foramien)의 위치에서 초음파 빔이 가능한 한 천장관절면 안으로 투사될 수 있도록 횡단 스캔면에서 5-10° 정도 탐색자를 회전시키고 미세조절 한다.

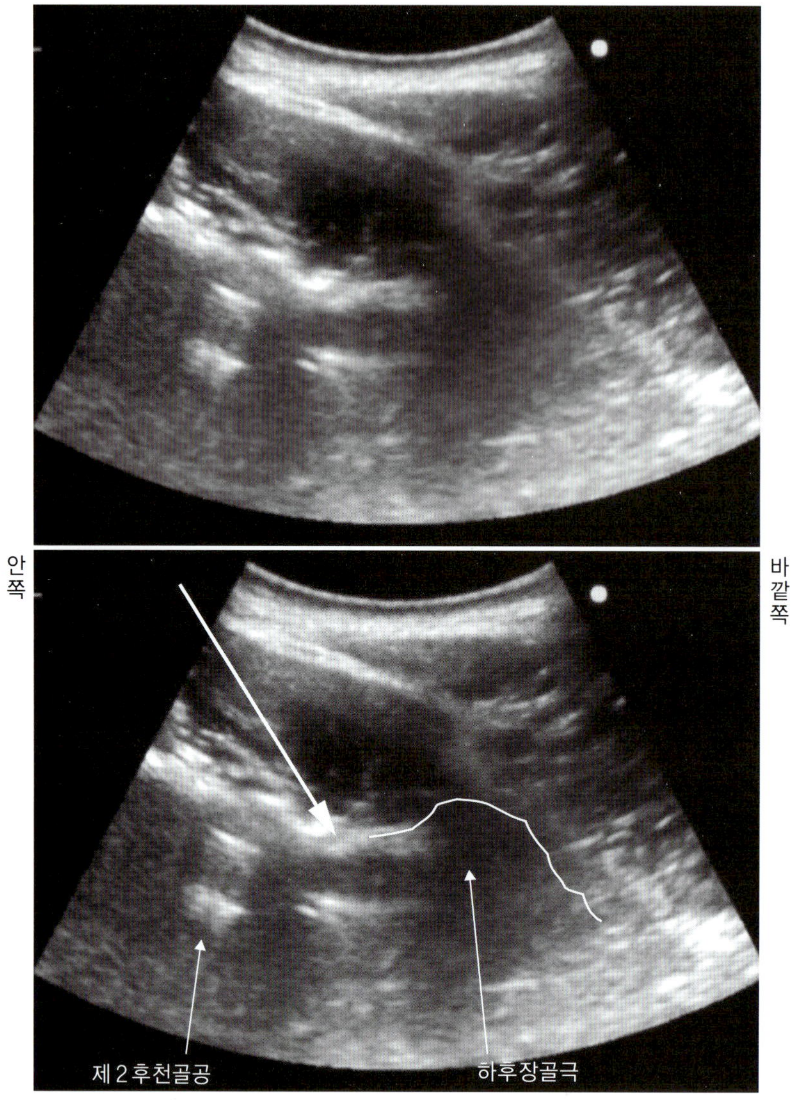

[그림 5] 그림 4D 위치, 제 2후천골공(posterior sacral foramen) 횡단스캔을 수정한 초음파 영상과 천장관절면을 향한 접근법

⇨ : 제 2후천골공(posterior sacral foramen) 횡단스캔을 수정한 방향

후천골공(posterior sacral foramen)

합병증

- 관절 안으로 주입하기 때문에 다른 관절내 주입과 동일하게 기본적인 감염방지책을 철저히 한다. 초음파 유도 방법으로 반복 천자의 빈도를 감소할 수 있을 것으로 기대되기 때문에 출혈의 위험은 종래법보다 높지 않을 것으로 여겨지지만, 감염의 우려가 있다는 것을 사전에 환자에게 설명할 필요가 있다.
- 후천골공(posteron sacral foramien) 주입이나 복강내 천자는 차단침 끝의 위치를 확인하고, 너무 깊게 삽입하지 않도록 주의하는 것이 가장 중요하다.

참고문헌

1) 大瀬戸清茂, 仙腸關節痛, 湯田康正編, ペイソクリニック診斷・治療ガイド(第2版). 東京:日本医事新報社;1998. p.262.
2) Klauser A, de Zordo T, Feuchtner G, et al. Feasibility of Ultrasound-guided sacoiliac joint injection considering sonoanatomic Landmarks at two different levels in caravers and patients. Arthritis Rheum 2008;59:1618-24.
3) Lin CS. Ultrasound guided sacroiliac Joint injection techniques . In:Proceedings of International Symposium on Spine and Paraventebral Sonography (ISSPS) 2010 Hong Kong 2010. p.260-2.

4 좌골신경블록(천골주위 접근법) (sciatic nerve block)

해부

- 좌골신경은 제 4, 5요신경에서 제 1－3천골신경까지의 천골신경총에서 유래하고, 대좌골공(greater sciatic foramen)에서 골반 밖으로 나올 때 후대퇴피신경을 분지한다. 이상근(piriform muscle)전면과 쌍자근(gemellus muscle), 폐쇄근(obturator muscles)의 사이를 통과하고 대둔근(gluteus maximus muscle) 전면을 주행하고, 좌골결절(ischial tuberosity)과 대퇴골대전자간을 하행한다.
- 천골주위 접근법(parasacral approach)은 좌골신경을 가장 중추쪽에서 블록하는 방법으로, 동시에 후대퇴피신경을 블록할 수 있다는 점이 다른 접근법과는 다르다[1].

적응

- 좌골신경블록 단독으로는 족부의 일부 수술만 할 수 있다(족지절단술 등).
- 대퇴신경블록과 폐쇄신경블록 · 대요근구획블록을 함께 시행하면 하지 전체의 수술이 가능하다(대퇴 · 하퇴 · 족부절단술, 인공고관절치환술, 인공슬관절치환술 등)

체위

블록을 시행할 곳을 위로 한 측와위

초음파 탐색자의 위치와 방향

후상장골극과 좌골결절을 연결한 선과 수직으로 탐색자를 놓는다[그림 1]. 후상장골극부터 꼬리쪽으로 탐색자를 이동시킨다.

초음파 탐색자 주파수

2－5MHz의 곡선형 탐색자

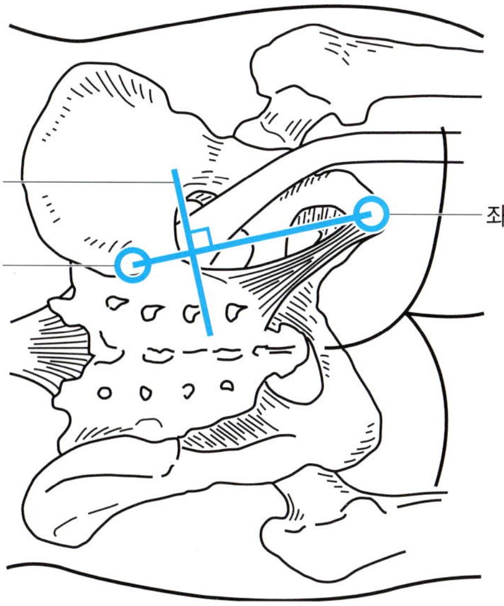

[그림 1] 대좌골공(greater sciatic foramen) 주변조직의 해부

차단침 천자법

평행법, 교차법 모두 시행 가능하지만, 평행법을 추천한다.

천자 전 초음파 영상 평가

① 장골이 끊어진 부분에서 대좌골공(greater sciatic foramen)을 묘출하고, 그 안의 고에코성 좌골신경을 확인한다[그림 2].

② 대좌골공 부근에서는 좌골신경 주위에 존재하는 상 · 하둔동맥(superior · inferior gluteal artery)을 컬러 도플러로 확인한다[그림 3].

차단침 사이즈

21G 또는 22G, 100mm의 차단침(신경 자극바늘을 추천한다)

후상장골극(posterior superior iliac spine) • 좌골결절(ischial tuberosity)

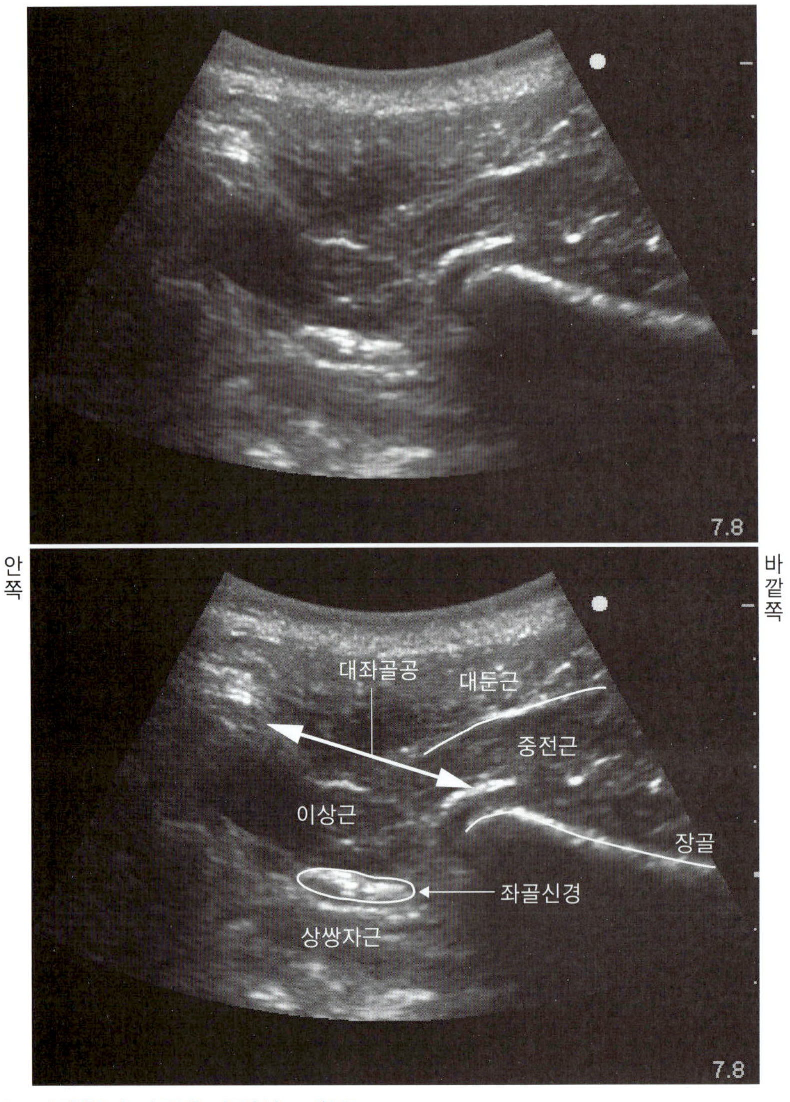

[그림 2] 천자 전 초음파 영상 · 해부

장골이 끊어진 부분의 대좌골공 속에서 고에코성의 좌골신경을 확인한다.

대좌골공(greater sciatic foramen) • 이상근(piriform muscle) • 좌골신경(sciatic nerve) • 장골(iliac) • 상쌍자근(superior gemellus muscle)

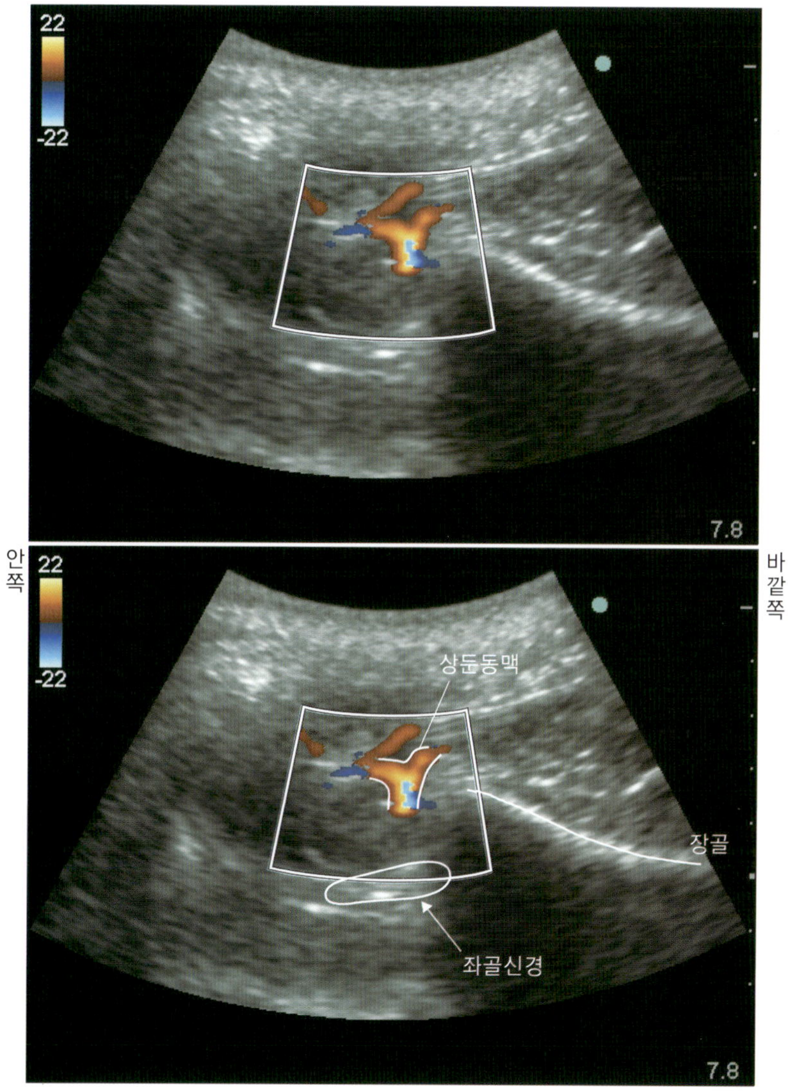

[그림 3] 천자 전 초음파 영상 · 해부

도플러를 사용해서 좌골신경 주변의 혈관을 확인한다.

좌골신경(sciatic nerve) • 장골(iliac)

국소마취제 투여량

0.1 – 0.2% 로피바카인 20 – 30ml

실제 수기와 프로토콜

① 체위는 블록할 쪽을 위로 한 측와위로 하고, 후상장골극(posterior superior iliac spine)과 좌골결절을 연결하는 선을 피부펜으로 마킹한다. 탐색자를 후상장골극의 약간 꼬리쪽으로, 이 라인과 수직으로 놓은 뒤 장골을 묘출한다[그림 4]. 뼈는 초음파를 반사하기 때문에 고에코성의 표면과 그 뒤쪽의 음향음영을 보다 쉽게 식별할 수 있다.

② 탐색자를 꼬리쪽으로 이동하면 장골이 끊어진 부분의 대좌골공을 확인할 수 있고, 그 속에서 고에코성의 좌골신경이 묘출된다[그림 2].

③ 대좌골공의 위쪽 경계에서는 상둔동맥이 골반 밖으로 주행하고, 약간 말초쪽에서는 하둔동맥이 좌골신경과 나란히 주행한다. 대좌골공(greater sciatic foramen)의 상연에서 도플러를 이용하면 상둔동맥의 박동을 확인할 수 있다.

④ 하둔동맥(inferior gluteal artery)을 잘못 천자하는 것을 예방하기 위해 탐색자를 꼬리쪽으로 1 – 2cm 옮기고, 안쪽 또는 바깥쪽부터 평행법으로 차단침을 삽입한다[그림 5].

⑤ 흡인테스트 후, 약물을 10ml씩 나누어서 투여한다[그림 6].

합병증

삽입 부위에서 6.0 – 7.0cm, 좌골신경에서 0.8 – 2.8cm의 위치에 소장, 난소, 혈관 등의 골반내 조직이 존재하기 때문에, 이들을 잘못 천자하지 않도록 주의해야 한다[2].

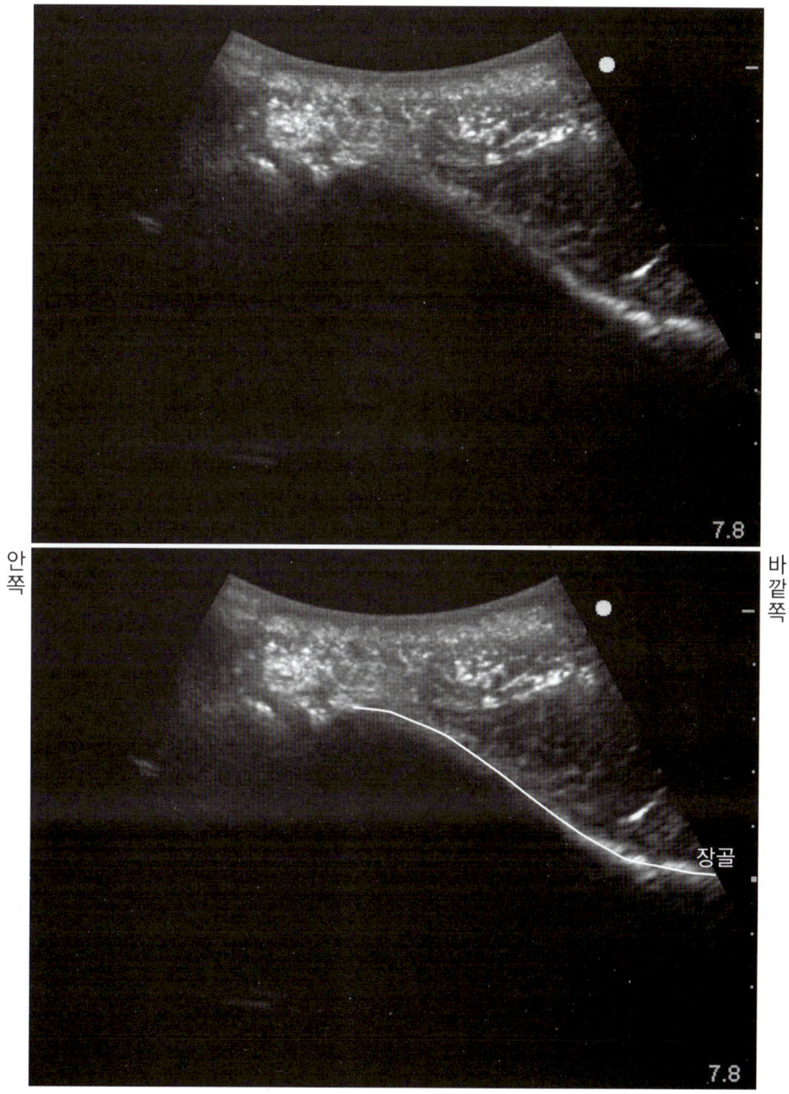

[그림 4] 천자 전 초음파 영상 · 해부

뼈는 고에코성의 표면과 그 뒤쪽의 음향음영에 의해 쉽게 묘출할 수 있다.

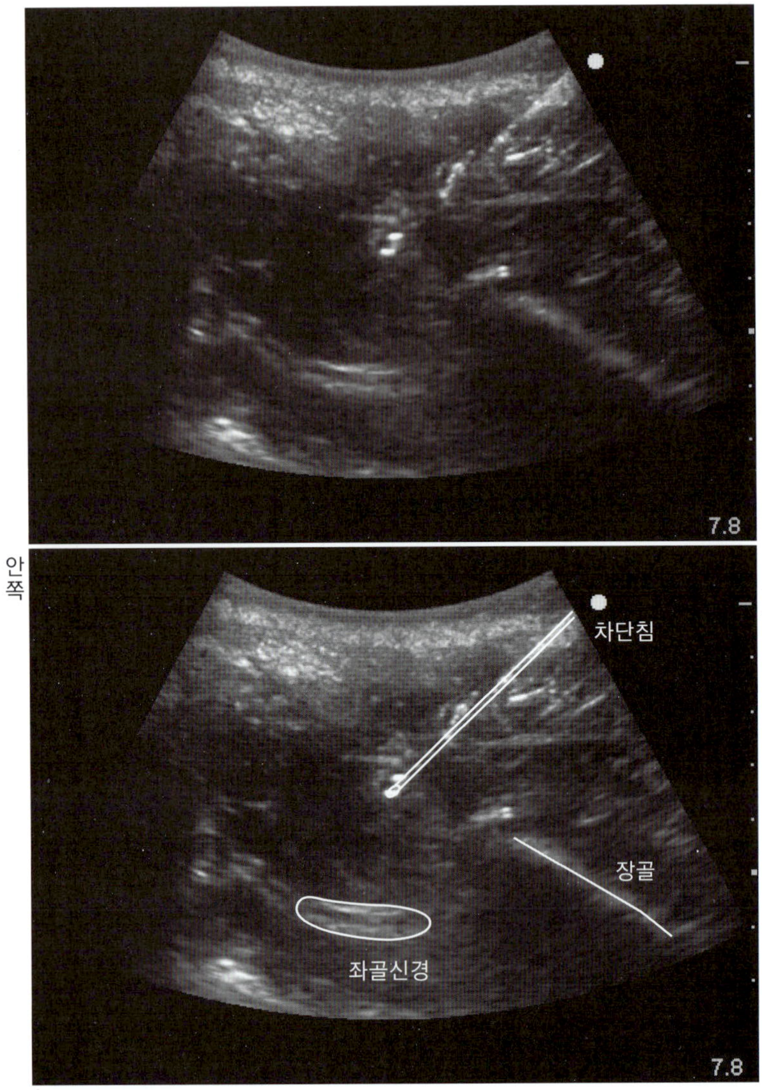

[그림 5] 차단침 전자 시의 초음파 영상

바깥쪽부터 평행법으로 차단침을 삽입하고 있다.

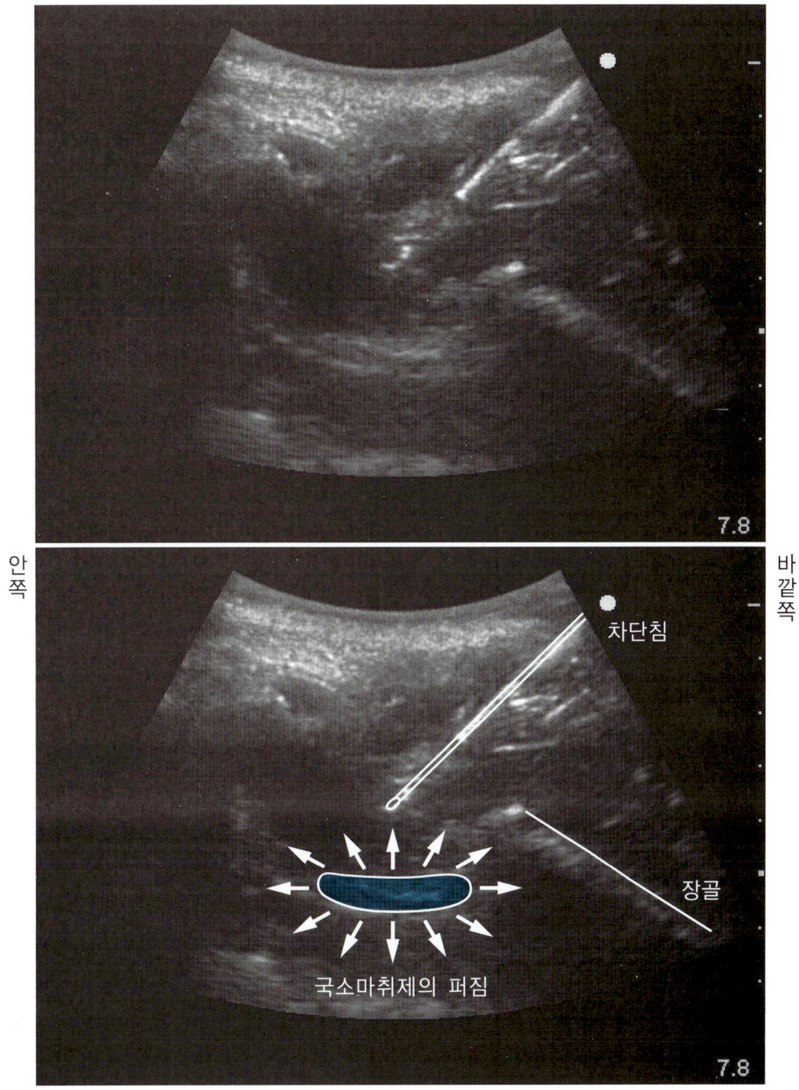

[그림 6] 국소마취제 주입 후의 초음파 영상

국소마취제가 퍼지는 것을 확인할 수 있다.

시술 요령

1) 천골주위 접근법에서는, 좌골신경은 깊은 곳에 존재하기 때문에 초음파 영상을 묘출하기가 어려울 때가 있다. 특히 둔부의 근육이 발달한 젊은 운동선수나 비만환자에게서 이런 경향이 두드러진다. 이런 경우에는 신경주변조직의 초음파 영상을 랜드마크로 하고 신경자극기를 병용할 것을 추천한다[3].
2) 신경자극기를 1.5mA, 2Hz, 0.1mS로 초기 설정해두고 차단침을 삽입한다. 족관절의 저굴(경골신경) 또는 배굴(총비골신경)을 확인한 후, 전류를 천천히 낮춰 0.5mA에서 수축되는 것을 확인한다. 그리고 0.2mA까지 더욱 낮추고 근육 수축이 소실되는 것을 확인한다. 흡인테스트 후, 흡인 시 저항이 없는 것을 확인하면서 약물을 10ml씩 분할 투여한다(0.2mA에서 근육 수축을 확인한 경우 신경내 주입의 가능성이 있기 때문에, 근수축이 사라지는 지점까지 바늘을 조절한다). 약물 농도는 환자의 연령, 체격, 수술 침습의 크기를 고려해서 결정한다. 수술 후 좌골신경영역의 운동기능을 빨리 확인하고 싶은 증례의 경우, 우리 시설에서는 0.1% 로피바카인을 사용한다. 전신마취를 병용한다. 이 농도의 약물로도 충분히 수술 중 및 수술 후의 진통 효과를 얻을 수 있고, 블록의 효과는 시행 후 12-18시간 계속된다. 단 0.1%의 약물을 사용해도 수술 후 바로 운동기능의 회복을 확인할 수 없는 케이스도 있어, 개인차가 크다고 할 수 있다.
3) 또 좌골신경이 깊은 곳에 존재하기 때문에 평행법으로는 차단침의 삽입 각도가 초음파 빔과 예각을 이루어 묘출하기가 어렵다. 이와 같은 증례에서는 차단침에 대한 탐색자의 각도를 바꾸면 차단침을 묘출하기가 쉬워진다.

참고문헌

1) Morris GF, lang SA, Dust W,et al. The parasacral nerve block. Reg Anesth 1997:22;223-8.
2) O' Connor M, Coleman M, wallis F, et al. An anatomical study of the parasacral block using maginetic resonance imaging of healthy volunteers. Anesth Analg 2009;108:1708-12.
3) Ben-Ari AY, Joshi R, USkova a, et al. Ultrasound locallization of the plexus using a parasacral approach Alalg 2009;108:1977-80.

5 소아

1 요부경막외블록(lumber epidural block)

해부

- 척주관(spinal canal)은 추체 뒷면과 추궁(arch of vertebra)으로 둘러싸인 공간으로, 그 내부에는 척수가 담겨있어 보호된다.
- 경막외블록(epidural block)의 천자법은 척추를 피해 차단침을 척주관(spinal canal) 안에 삽입, 황색인대(ligamentum flavum)를 관통하여 경막외강에 국소마취제을 투여한다.
- 이 블록에 초음파 영상 장치를 이용하면 천자 전에 척추의 형태를 파악할 수 있음과 동시에 척추의 간격을 통해 척주관(spinal canal) 안의 조직을 묘출할 수도 있다.
- 초음파가 경막외강까지 도달 가능한 경로로는 극돌기 사이나 추궁 사이의 틈새가 있다. 한정된 틈새이지만, 뼈가 완전히 형성되지 않은 소아는 성인에 비해 척주관(spinal canal) 안의 영상을 묘출하기 쉽다.

적응

흉복부 대수술에서의 지속경막외 진통

비고 : 실시간으로 행하는 초음파 유도 하의 경막외 천자법은 번잡하고 난이도가 높다. 그 이유는 탐색자 조작과 동시에 차단침의 삽입 조작이나 저항소실법을 시행하는 것이 곤란하다는 점과 차단침과 피부의 각도차가 크기 때문에 차단침을 묘출하는 것이 어렵다는 점 때문이다. 천자 전 및 천자 후의 영상 평가를 하는 것만으로도 충분히 유용한 정보를 얻을 수 있을 것으로 생각된다.

체위

측와위에서 무릎을 끌어 안는 체위는 극돌기간이나 추궁간의 틈새를 넓히면서 피부에서 척주관(spinal canal)까지의 거리를 단축시키기 때문에, 척주관(spinal canal) 안의 영상을 묘출하기 쉽다.

초음파 탐색자의 위치와 방향

- 경막외 천자를 위한 초음파 영상 평가에서는 척추 및 척주관(spinal canal)의 구조를 파악하기 위해 횡단면상 및 시상면상을 묘출한다. 극돌기(spinous process)를 체표 랜드마크로 정하고, 천자할 척수 레벨을 확인해둔다.
- 횡단면상을 묘출할 때는 극돌기 사이에서 체축과 수직으로 탐색자를 놓는다[그림 1A]. 극간인대를 통해서 척주관(spinal canal) 안까지 초음파가 닿도록 탐색자의 위치 및 방향을 조정한다.
- 시상단면을 묘출할 때는 탐색자를 체축과 평행하게 극돌기 위 또는 조금 바깥쪽으로 옮겨놓는다[그림 1B]. 극돌기의 바깥쪽에 놓을 경우는 탐색자를 중앙으로 기울여 척주관 안이 묘출되도록 조정한다.

초음파 탐색자 주파수

7－12MHz, 직선형 탐색자(linear probe)

소아의 경우는 피부에서 척주관(spinal canal)까지의 거리가 짧기 때문에 고주파 탐색자를 이용해 경막이나 황색인대(ligamentum flavum)를 묘출할 수 있다. 목표 조직의 깊이가 5cm 이상이 될 것 같은 조금 큰 아이의 경우는 성인과 같은 곡선형 탐색자를 이용한다.

차단침 천자법

초음파로 척주관(spinal canal) 안의 영상을 묘출할 수 있으면 그 초음파의 도달 경로가 차단침의 삽입 경로가 된다. 탐색자의 위치를 차단침의 삽입 부위로 하고, 비유도 하에 저항소실법을 이용해서 차단침을 전진시킨다.

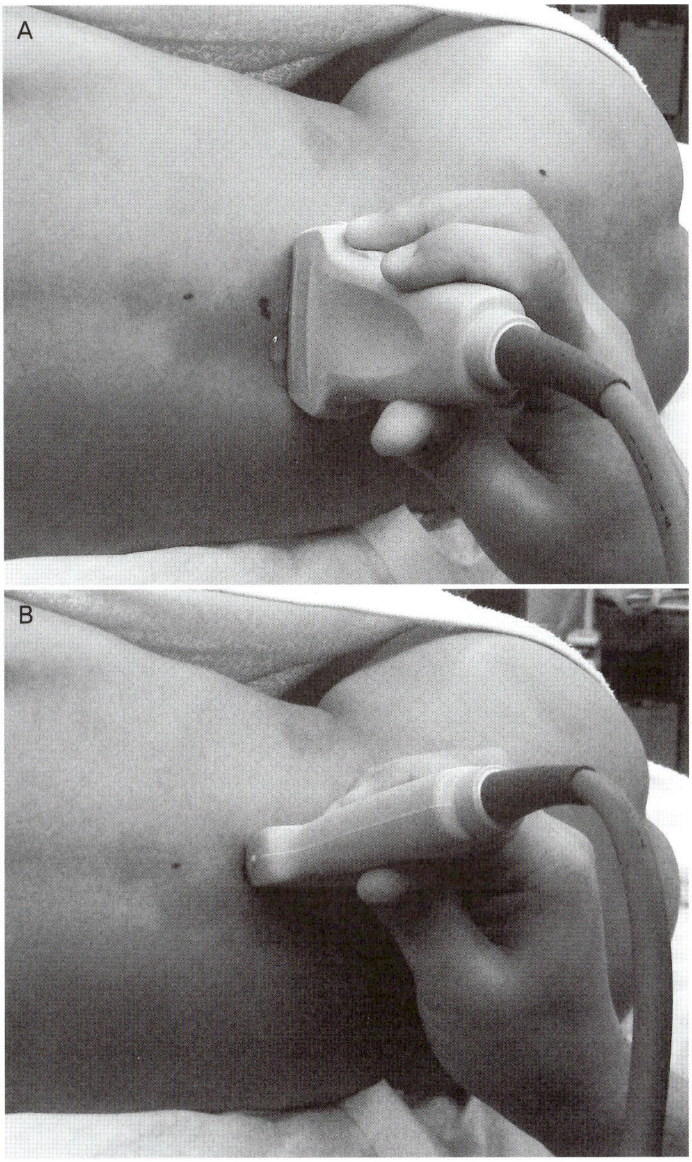

[그림 1] 초음파 탐색자 놓는 법 – 체표 랜드마크
(A) 횡단면상의 묘출
(B) 시상단면상의 묘출

천자 전 초음파 영상평가

경막외블록(epidural block)에서는 천자 전 초음파 영상 평가가 중요하다. 횡단면 및 시상단면상을 관찰하고, 척추 주위 조직의 구조를 파악한다. 영상 소견을 바탕으로 천자 부위 및 삽입 방향을 결정하고 또, 피부에서 경막외강까지의 거리를 계산해서 천자 시에 참고한다.

① 횡단면상에서는 극돌기(spinous process)를 중심으로 한 좌우대칭의 영상을 얻을 수 있다. 극간인대의 깊은 곳에서 황색인대(ligamentum flavum) 및 경막의 고에코를 확인한다. 지주막하강은 저에코가 되고, 더욱 깊은 곳에서 복측경막 및 추체 뒷면의 고에코를 확인할 수 있다[그림 2A]. 척주관(spinal canal) 내부에 이들의 고에코상이 묘출되지 않을 경우는 척추의 영향으로 간주되기 때문에, 탐색자의 위치나 방향, 및 환자의 체위를 조정한다.

② 시상단면상에서는 불가피하게 극돌기(spinous process)나 추궁(arch of vertebra)의 영향을 받는다. 추궁(arch of vertebra)의 깊은 부분은 음향음영에 의해 무에코가 되지만, 추궁간에는 척주관(spinal canal) 내부의 조직이 묘출된다. 척주관(spinal canal) 안에서는 경막의 고에코와 지주막하의 저에코를 확인할 수 있다. 황색인대(ligamentum flavum)도 고에코이고, 경막과의 사이에 경막외강의 저에코를 확인할 수도 있다[그림 BA].

차단침 사이즈

19－18G, 50－70mm의 Tuohy 차단침

국소마취제 투여량

천자 부위나 수술 내용에 따라 다르기 때문에 로피바카인 투여량의 일례를 소개한다[1].

1회 투여 : 영유아는 0.2% 로피바카인으로 3mg/kg(1.5ml/kg)까지

소아는 0.2－0.5% 로피바카인으로 4mg/kg까지(총량 20ml까지)

지속투여 : 0.2% 로피바카인으로 0.3－0.5mg/kg/hr

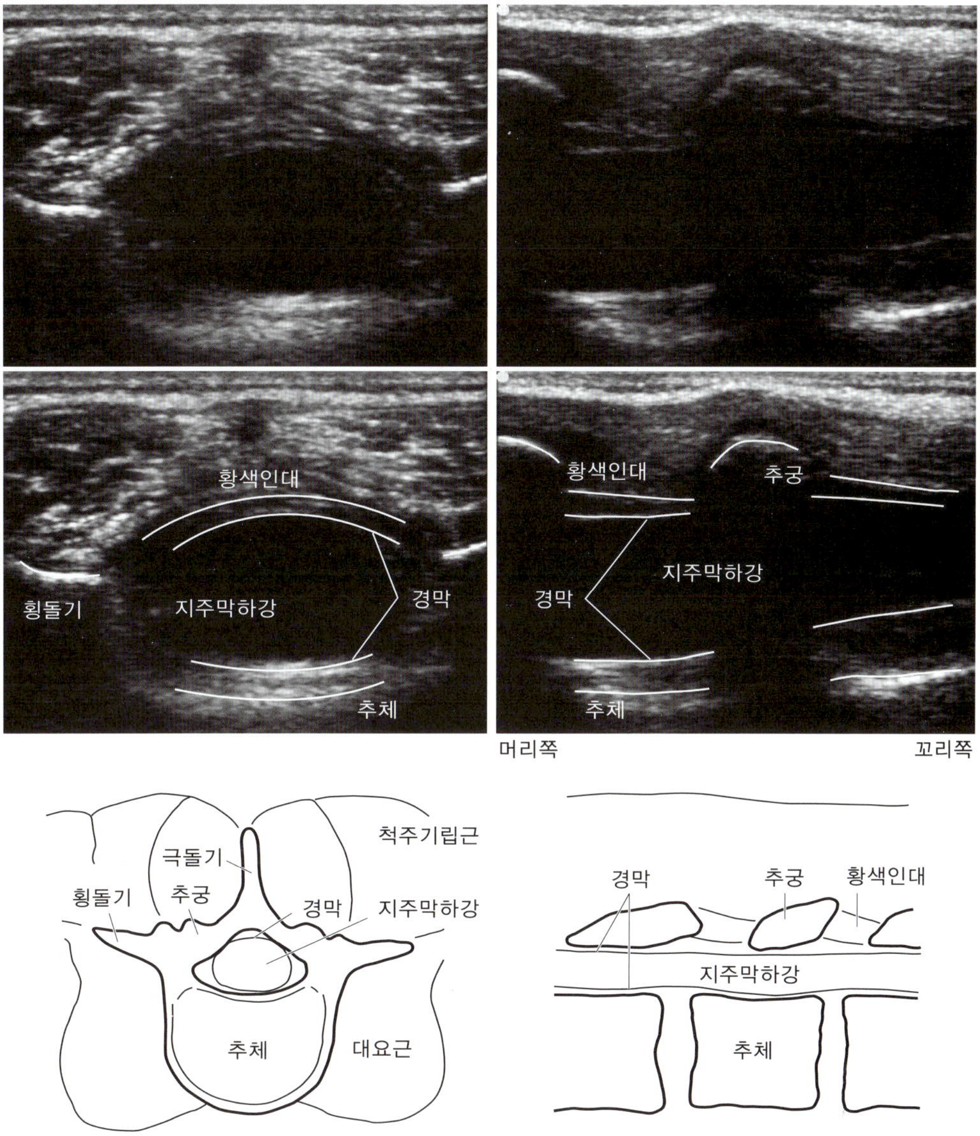

[그림 2] 천자 전 초음파 영상 해부
(A) 횡단영상, (B) 시상단면상

황색인대(ligamentum flavum) • 횡돌기(transverse process) • 추궁(arch of vertebra) • 극돌기(spinous process) • 대요근(psoas major muscle)

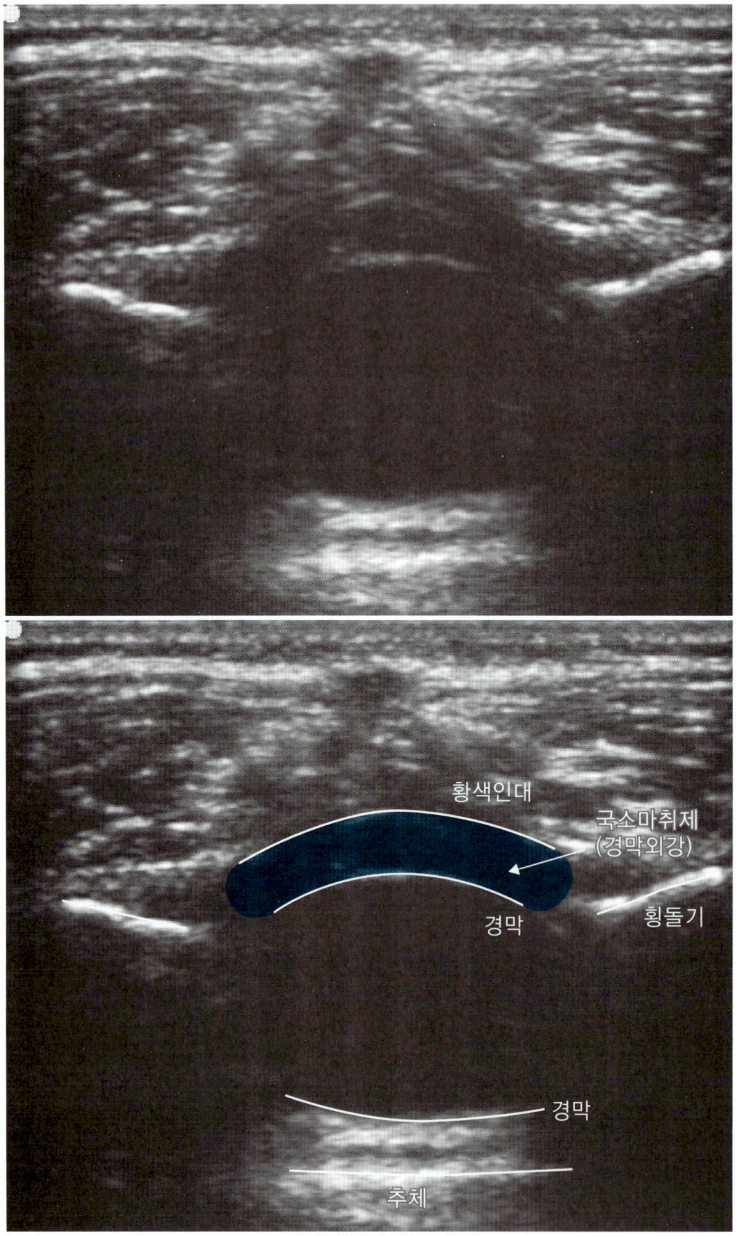

[그림 3] 국소마취제 주입 후의 초음파 영상(요추의 횡단면상)

경막외강에 국소마취제가 퍼지고 있다.

황색인대(ligamentum flavum) • 횡돌기(transverse process) • 경막(dura mater)

실제 수기와 프로토콜

① 천자 전의 평가를 바탕으로 바늘의 천자 부위 및 삽입 방향을 결정한다. 요추 레벨의 천자를 정중법으로 실행할 경우 피부에 대해 거의 수직으로 삽입한다.

② 초음파로 측정한 피부에서 경막외강 까지의 거리를 바탕으로 그보다 얕은 위치에서부터 저항소실법으로 시행한다.

③ 만약 실시간으로 초음파 영상을 관찰한다면 주사기의 저항소실과 동시에 생리식염수액이 경막외강으로 퍼지는 것을 알 수 있다[그림 3].
삽입한 경막외 카테터의 일부를 초음파 영상으로 확인할 수도 있다.

시술 요령

1) 천자 전의 평가에서 피부부터 경막외강까지의 거리를 계측해도, 실제 차단침의 삽입 길이와는 다소 차이가 날 수도 있다.
2) 그 원인으로는 탐색자에 의한 피부의 압박 때문에 계측거리가 짧게 측정되는 것과 바늘의 삽입 경로가 최단경로가 아닌 것을 들 수 있다.
3) 저자의 경험으로는 초음파에 의한 계측치 보다도 차단침을 깊게 삽입하는 경우가 많아 상기의 메카니즘과 일치한다.

합병증

신경장애, 경막외혈종, 국소마취제 알레르기, 국소마취제 중독, 경막외농양

참고문헌

1) Dalens BJ. 第45章 小兒の 區域麻醉. ロナルド D, ミラー編. ミラー麻醉科學. 東京: メディカル・サイエソス・イソターナツョナル; 2007. p.1367.

소아

2 천골경막외블록(caudal block)

해부

천골(sacrum)은 천추가 유합해 하나의 뼈를 형성한, 척추 중에서도 특수한 형태를 띠고 있다. 천골등쪽의 정중천골능(median sacral crest)은 극돌기(spinous process)가 유합한 것이고, 그 밑에는 천골열공(sacral hiatus)이 존재한다. 천골열공은 천골관(sacral canal)이 꼬리쪽에서 열려 있고, 좌우의 천골각(sacral cornu)에 끼어있다.

적응

전신마취를 하는 하복부 · 하지수술에서의 진통 및 수술 후 진통

체위

측와위에서 무릎을 가슴으로 끌어 앉은 체위를 취하거나 복와위에서 복부 밑에 베개를 넣는다.

초음파 탐색자의 위치와 방향

블록법은 교차법과 평행법 모두 가능하다. 좌우의 천골각(sacral cornu)을 체표 랜드마크로 천골열공(sacral hiatus)을 촉지한다.

교차법 : 좌우의 천골각(sacral cornu)을 잇는 라인 위에 탐색자를 놓는다[그림 1A]. 천골열공(sacral hiatus)의 횡단면상이 묘출된다.

평행법 : 정중천골능(median sacral crest)의 위에 탐색자를 놓고, 탐색자의 꼬리쪽 끝을 천골열공(sacral hiatus)에 둔다[그림 1B]. 천골관(sacral canal)의 시상단면상이 묘출된다.

초음파 탐색자 주파수

7 – 12MHz, 직선형 탐색자(linear probe)

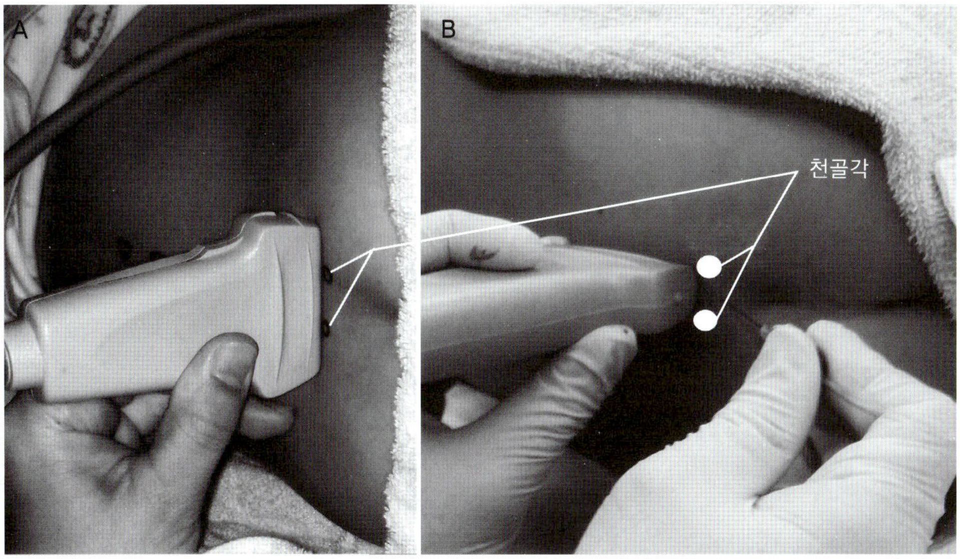

[그림 1] 초음파 탐색자 놓는 법 – 체표 랜드마크 · 차단침의 천자 방향
(A) 교차법, (B) 평행법의 차단침 삽입법

차단침 천자법

좌우 천골각(sacral cornu)에 끼인 천골열공(sacral hiatus)의 중심을 천자 부분으로 하고, 머리쪽을 향해 차단침을 전진시킨다[그림 1B]. 이 방법은 평행법에서도, 교차법에서도 동일하다.

천자 전 초음파 영상 평가 [그림 2, 3]

횡단면상과 시상단면상을 관찰하고 천골관(sacral canal)의 전체상을 파악한다. 뼈가 완전히 형성되지 않은 소아의 경우, 초음파로 천골관 안의 조직을 비교적 쉽게 묘출할 수 있다.

① 천골열공(sacral hiatus)의 횡단면상에서는 좌우 천골각(sacral cornu)에 의한 고에코와 그곳에 끼인 천미인대(sacrococcygeal ligament)를 확인한다. 천미인대는 피하조직의 깊은 부분에 있는 띠 모양의 고에코이다. 천미인대보다도 더욱 깊은

천골각(sacral cornu) • 천골열공(sacral hiatus)

곳에 있는 명료한 고에코가 천골(sacrum)이고, 천미인대와 천골 사이의 저에코 영역이 경막외강이다[그림 2A]. 탐색자를 꼬리쪽으로 이동시키면 천미인대와 천골(sacrum)이 부착하는 부위에서 경막외강이 끝난다.

② 시상단면상을 관찰하면 천골관(sacral canal)의 전체상을 파악하는데 도움이 된다. 피하조직의 깊은 곳에서는 정중천골능(median sacral crest)과 꼬리쪽으로 이어지는 천미인대가 관찰되고, 더욱 깊은 곳에는 경막외강의 저에코 영역이 존재한다. 천미인대의 꼬리쪽 끝부분은 꼬리뼈에 붙어있다[그림 2B]. 천골관(sacral canal)의 머리쪽에는 경막낭의 무에코상이 존재한다. 경막 천자를 피하기 위해서 경막낭 아래의 위치를 체표에 마킹을 해두는 것도 좋다.

차단침 사이즈

23G, 32mm의 차단침

국소마취제 투여량

0.5 – 1.0ml/kg(20ml까지)

실제 수기와 프로토콜

천골경막외블록(sacral epidural block)은 천골열공(sacral hiatus)으로 차단침을 삽입해, 천미인대를 통과하고 경막외강에 국소마취제을 투여한다. 환자의 체위를 측와위 또는 복와위로 하고 좌우 천골각(sacral cornu)의 위치를 체표에 마킹한다. 소독을 하고 난 뒤, 청결하게 초음파 탐색자를 놓는다.

교차법

① 초음파 탐색자의 위치는 좌우 천골각(sacral cornu)을 연결한 라인 위로 한다. 천골열공(sacral hiatus)의 횡단면상을 묘출하고, 천골각(sacral cornu), 천미인대, 경막외강, 천골을 관찰한다. 경막외강의 전후 폭(천미인대에서 천골까지의 거리)이 충분하도록 탐색자의 위치를 조정한다.

② 탐색자 꼬리쪽의 천골열공(sacral hiatus)을 삽입 부분으로 하고, 차단침을 머리쪽을 향해 삽입한다. 초음파 영상에서는 차단침과 동반하여 주위 조직의 움직임이나 차단침의 고에코상이 보이지만, 바늘 끝의 위치는 일반적으로 확인하기 어렵다.

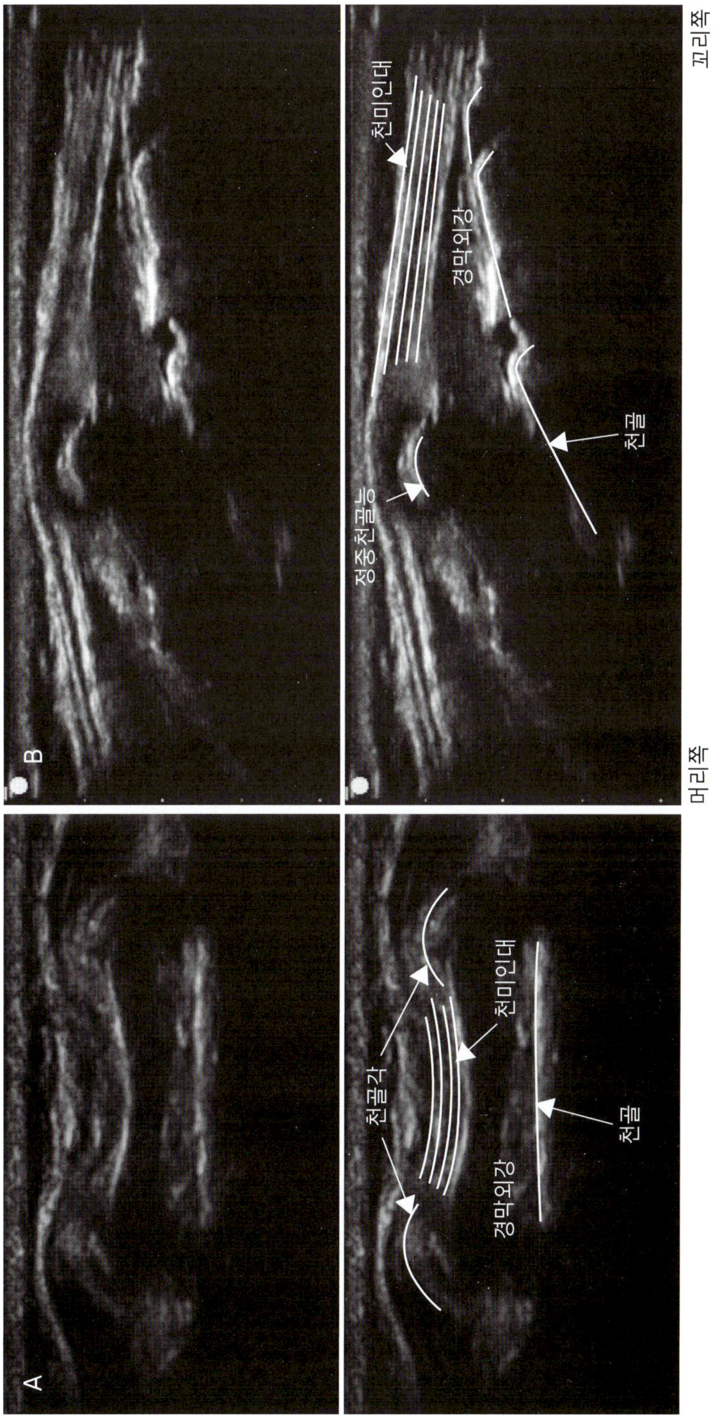

[그림 2] 천자 전의 초음파 영상
(A) 천골열공(sacral hiatus)의 횡단면영상, (B) 천골의 시상단면 영상

10장

천골각(sacral cornu) • 천골(sacrum) • 정중천골능(median sacral crest)

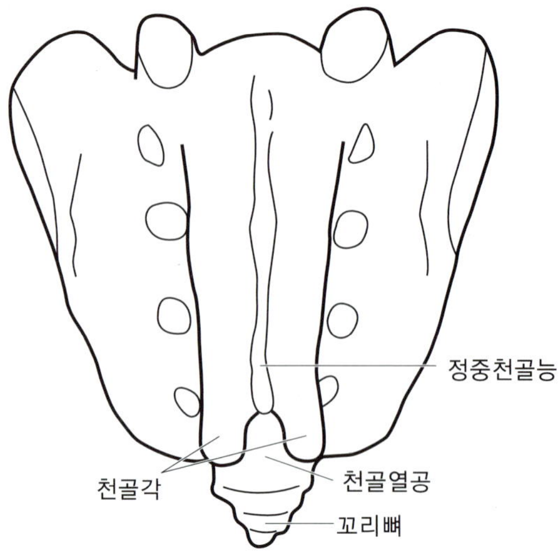

(A)

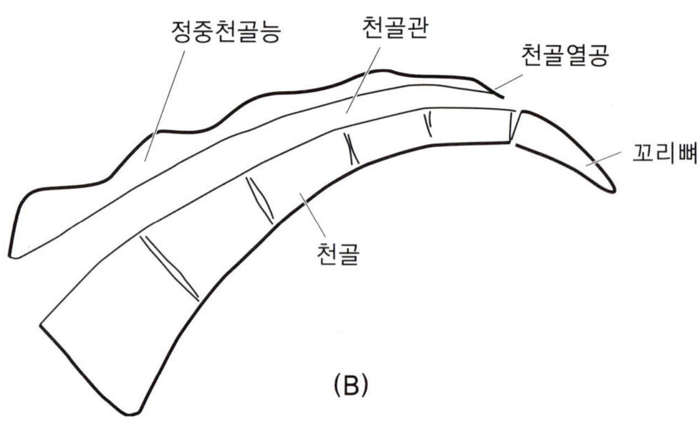

(B)

[그림 3] 천골(sacrum)의 해부
(A) 천골(sacrum)의 등쪽면
(B) 천골(sacrum)의 시상단면

정중천골능(median sacral crest) • 천골각(sacral cornu) • 천골열공(sacral hiatus) • 천골관(sacral canal) • 천골(sacrum)

③ 차단침이 천미인대를 통과하는 감각이 느껴지면 주사기로 흡인해 보고, 문제가 없으면 국소마취제를 1−2ml씩 분할 투여한다. 경막외강에 약물이 퍼지면 된다[그림 4].

평행법

① 초음파 탐색자의 위치는 정중천골능(median sacral crest) 위로 한다. 천골관(sacral canal)의 시상단면상을 묘출하고, 정중천골능과 꼬리쪽으로 이어지는 천미인대를 확인 한다.

② 탐색자의 꼬리쪽에 닿는 천골열공(sacral hiatus)을 삽입 부분으로 하고, 머리쪽을 향해서 차단침을 삽입한다. 바늘 끝이 천미인대를 통과하고 경막외강에 도달할 때까지 전진시킨다[그림 5].

③ 주사기를 흡인하고 문제가 없으면 국소마취제를 1−2ml씩 분할 투여한다. 약물이 경막외강에 퍼지면 된다.

시술 요령

1) 평행법 및 교차법의 수기에는 각각 장단점이 있다. 교차법은 차단침 끝을 묘출하는 것은 어렵지만, 좌우 천골각(sacral cornu)을 묘출하면 체간중심라인을 파악하기가 쉽다. 한편 평행법은 바늘 전체를 묘출할 수 있지만, 탐색자를 약간만 조작해도 차단침의 상을 놓쳐 버리기 쉽다.
2) 천골경막외블록에서는 차단침이 인대를 통과하는 감각도 중요한 지표가 된다. 저항 소실감을 얻을 수 있는 부분에서 약물을 시험투여하고, 초음파 영상에서 경막외강에 약물이 퍼지는 것이 보이면 블록은 적절히 시행되었다고 볼 수 있다. 이 때 컬러 도플러를 사용해도 좋다. 상기의 소견을 랜드마크로 하면 차단침 끝이 완전히 묘출되지 않더라도 블록을 시행할 수 있다.

합병증

신경장애, 경막외혈종, 국소마취제 알레르기, 국소마취제 중독, 경막외농양

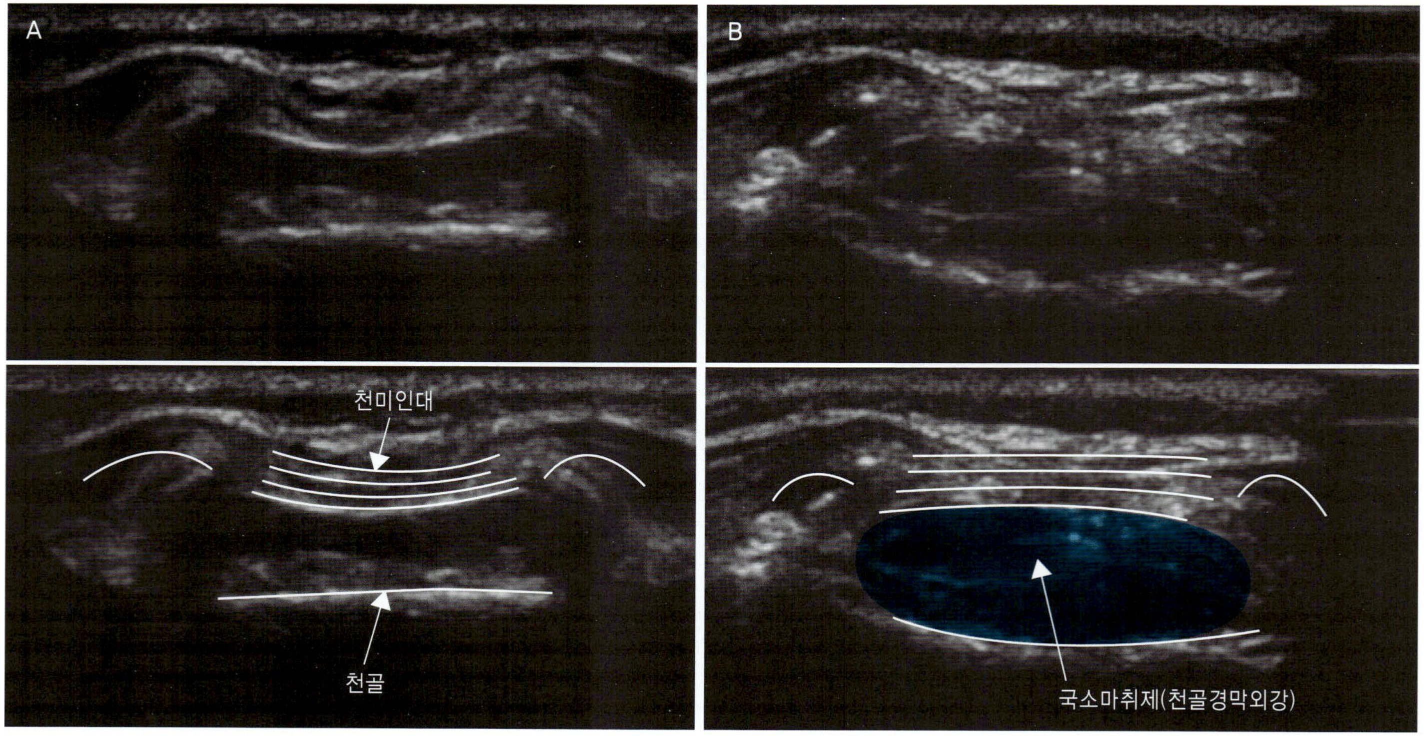

[그림 4] 국소마취제 주입 후의 초음파 영상(교차법)
(A) 국소마취제 주입 전, (B) 국소마취제 주입 후

(B)에서는 천골경막외강에 국소마취제가 퍼진다.

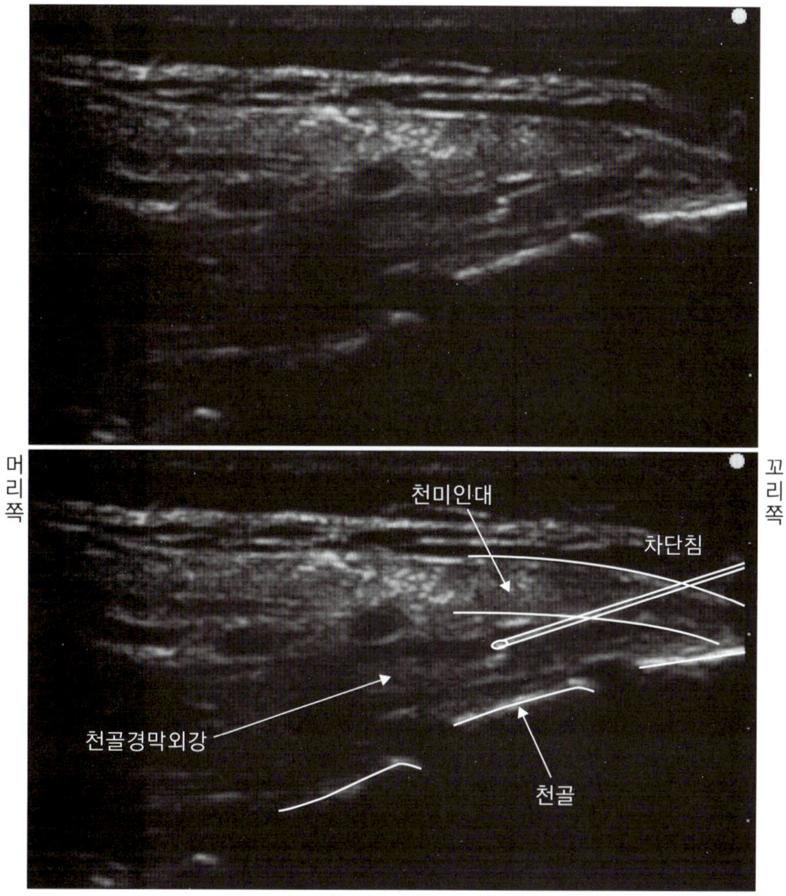

[그림 5] 차단침 천자 시의 초음파 영상(평행법)

차단침의 끝은 천골경막외강에 도달해 있다.

천골(sacrum) • 천미인대(sacrococcygeal ligament)